大腸内視鏡挿入法

―解剖学理論に基づく定型的挿入手技―

医療法人中西胃腸外科院長

中西 弘幸 著

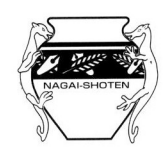

永井書店

推薦の言葉

　大腸疾患の増加に伴い，大腸内視鏡検査を実施する機会は急速に増加し，今後ともこの傾向は一層強まるばかりである．しかし，大腸内視鏡検査の手技は難しく，当然技量に個人差が大きくなり，その差がそのまま患者の苦痛の違いとなるため，一般に大腸内視鏡検査は苦痛の大きい検査であるとされ，そのことが大腸内視鏡検査の普及を妨げる一因にもなっている．

　このたび，中西弘幸博士により，本書が上梓されたが，同氏は大阪大学第二外科で大腸内視鏡検査に早くから携わり，現在は大腸内視鏡検査を主体に開業され，日常数多く内視鏡検査を実施されているとともにさまざまな施設において多くの内視鏡医を実地指導されている．

　同氏が本書を出版されたのは，検査を容易に行うには種々な大腸の走行・形態を解剖学的見地から常に単純な一つの基本形状を想定し，この形態になるように挿入法を工夫し定型的に対処していくのが最も良いという主張からである．

　確かに細かい手技の技術論を文字に表すのは至難のことであるが，本書ではわかりやすいシェーマと内視鏡図を数多く駆使して具体的に説明されている．一例を挙げれば，直腸からS状結腸さらに口側にスコープを進めるにあたっては，出来るだけ送気をしないということは数多く言われてはいる．本書ではそれに止まらず，実際に送気ボタンにどの位触れると，気づかないうちにどの程度送気されるかなど細かい記述がみられ，各部位毎に視野の見え方を基準に，スコープの細かい操作を具体的に説明されている．患者の枕元で実際にスコープを操作するにあたっての問題点が詳細に述べられており，本書を手元に検査にあたれば，いろいろな困難に遭遇した場合必ず解決できるヒントは与えられると思われる．

平成14年7月

日本消化器内視鏡学会

理事長　丹羽　寛文

序

　大腸内視鏡検査件数の飛躍的な増加に伴い大腸内視鏡医数も増加の一途を辿っている．また，その一方で挿入技術の困難さに苦しんでいる医師達が多いのも事実である．

　筆者は大阪大学第二外科においてはじめて大腸内視鏡検査に携わり，数多くの症例を経験しながら，現在，大腸内視鏡検査を主体とした開業医として従事している．その傍ら，さまざまな施設において多くの内視鏡医達を指導しながら，日頃，彼らが抱いている挿入手技に関する数多くの疑問をよく耳にする．筆者自身も大腸内視鏡医としての初期の頃，挿入手技に関する疑問が生じても実際に知りたい微細な点までは書物からは解決することがなかったように思われる．概略は理解できても事細かな技術に関しては経験に勝るものはなく，実際，さまざまな疑問が解決されたのは検査を行っている最中であり，患者自身に体を以てして教えられたように思われる．

　大腸内視鏡挿入を困難にしている理由のひとつは，変化に富んだ大腸の走行に自身の挿入法をあわせているためである．本書では解剖学的見地に基づいて，ひとつの基本形状に変化させ常に定型的挿入法で対処していく方法を紹介する．無透視一人法でおこなうが，スコープ先端の位置は挿入長から，スコープの形状はアングル状態から，スコープの向きは回旋角度などから推測できるため，これらを総合的に判断することで次の管腔の方向，屈曲度などの予測がつき，次のなすべき操作手技が自ずと決まってくる．これらのさまざまな手技を駆使して，ひとつの基本形状に変化させ，常に定型的挿入法で施行する理論である．

　実際，内視鏡検査における挿入手技などの技術論を文字に表すのは難しい感があるが，筆者が体得した挿入手技をなるべくわかりやすくかつ詳細に解説したつもりである．これにより，内視鏡医達が必ず経験するであろう手技に関する疑問を解決することができ，また上達への道に少しでも役立てば幸甚である．

平成14年7月

中西　弘幸

◆目　　次◆

1．大腸内視鏡に関する基礎事項 1
1）内視鏡機種の選択 1
2）スコープ操作部の使い方 1
　(1)操作部の持ち方 1
　(2)アングル操作 2
　(3)アングル操作による挿入 2
　(4)アングル操作・スコープ回旋による内視鏡画面の回転 3
　(5)アングル複合操作の応用手技 4
　(6)吸引と送気・送水 5
3）スコープ軟性部の説明 7
　(1)スコープ軟性部有効長 7
　(2)スコープ軟性部の数字ライン 7
4）スコープの洗浄と消毒 8

2．大腸内視鏡検査における前処置と前投薬 11
1）前　処　置 11
　(1)PEG法(polyethylene glycol electrolyte lavage solution) 11
　(2)Brown変法 12
2）前　投　薬 12

3．大腸の解剖 13

4．大腸内視鏡挿入手技 17
1）検査時の体位とスコープの持ち方 17
2）直腸への挿入 19
3）RSJ(直腸・Ｓ状結腸移行部)への挿入 22
4）Ｓ状結腸の解剖 25
　(1)基　本　走　行 25
　(2)主要屈曲部 26
　(3)腸管の回転 27
5）Ｓ状結腸への基本的挿入概念 29

i

目　次

　　(1)短縮・直線化における基本的概念　　　　　　　　　　　　29
　　(2)スコープ回旋における基本的概念　　　　　　　　　　　　30
6)S状結腸における基本的挿入手技　　　　　　　　　　　　　　32
　　(1)右スライド法(画面右方向への挿入手技)　　　　　　　　32
　　(2)右上回旋法(画面右上方向への挿入手技)　　　　　　　　35
　　(3)リフト法(画面下方向への挿入手技)　　　　　　　　　　35
　　(4)画面上方向への基本的挿入手技　　　　　　　　　　　　38
　　(5)画面左方向への基本的挿入手技　　　　　　　　　　　　38
7)S状結腸への挿入　　　　　　　　　　　　　　　　　　　　　40
　　(1)近位主要屈曲部(肛側)への挿入　　　　　　　　　　　　41
　　(2)基本走行(前半)への挿入　　　　　　　　　　　　　　　43
　　(3)遠位主要屈曲部への挿入　　　　　　　　　　　　　　　44
　　(4)基本走行(後半)への挿入　　　　　　　　　　　　　　　44
　　(5)近位主要屈曲部(口側)への挿入　　　　　　　　　　　　46
8)S状結腸の屈曲部における腸管の回転と挿入法　　　　　　　　50
　　(1)遠位主要屈曲部における腸管の回転への対処法　　　　　50
　　(2)近位主要屈曲部における腸管の回転への対処法　　　　　51
9)管腔保持回旋法　　　　　　　　　　　　　　　　　　　　　　55
　　(1)スコープがニュートラル状態にある場合　　　　　　　　55
　　(2)スコープがUP(UP & LEFT)アングル状態にある場合　　　56
　　(3)スコープは屈曲しているがアングルはニュートラル状態にある場合　　56
10)管腔保持回旋法の応用　　　　　　　　　　　　　　　　　　58
　　(1)高度癒着症への挿入　　　　　　　　　　　　　　　　　58
　　(2)S状結腸過長症への挿入　　　　　　　　　　　　　　　　58
11)SDJ(S状結腸・下行結腸移行部)への挿入　　　　　　　　　　61
　　(1)S状結腸最後の屈曲部がSDJより尾側に存在する場合　　　61
　　(2)S状結腸最後の屈曲部がSDJより頭側に存在する場合　　　61
　　(3)S状結腸過長症におけるSDJへの挿入法　　　　　　　　　65
12)ループ形成と解除　　　　　　　　　　　　　　　　　　　　67
　　(1)Nループ　　　　　　　　　　　　　　　　　　　　　　67
　　(2)αループ　　　　　　　　　　　　　　　　　　　　　　68
　　(3)逆αループ　　　　　　　　　　　　　　　　　　　　　69
13)下行結腸への挿入　　　　　　　　　　　　　　　　　　　　71
　　(1)S状結腸に高度な癒着がある場合　　　　　　　　　　　71
　　(2)偽脾彎曲がある場合　　　　　　　　　　　　　　　　　71
14)脾彎曲部への挿入　　　　　　　　　　　　　　　　　　　　73
　　(1)彎曲部の屈曲が緩やかな場合　　　　　　　　　　　　　73
　　(2)彎曲部の屈曲が急峻な場合　　　　　　　　　　　　　　74

    (3)脾結腸靱帯が緩く脾彎曲部の固定がFree状態の場合 ････････ 76
    (4)横行結腸左側が左方向へ走行する場合 ･･････････････････････ 76
    (5)横行結腸左側が右方向へかなり走行したのち尾側へ向かう場合 ････ 77
  15)横行結腸への挿入 ･･ 79
    (1)中央部の屈曲が緩やかな場合 ････････････････････････････････ 79
    (2)中央部の屈曲が急峻な場合 ･･････････････････････････････････ 79
    (3)横行結腸のループ形成と解除法 ･･････････････････････････････ 81
  16)肝彎曲部への挿入 ･･ 82
    (1)肝彎曲部が脾彎曲部よりかなり低位にある場合 ･･････････････ 82
    (2)肝彎曲部が脾彎曲部よりやや低位にある場合 ････････････････ 82
    (3)肝彎曲部が脾彎曲部とほぼ同位置にある場合 ････････････････ 83
    (4)肝彎曲部が脾彎曲部より高位にある場合 ････････････････････ 88
  17)上行結腸および盲腸への挿入 ･･････････････････････････････････ 90
    (1)肝彎曲部が脾彎曲部より低位にある場合 ････････････････････ 90
    (2)肝彎曲部が脾彎曲部とほぼ同位置にある場合 ････････････････ 90
  18)終末回腸への挿入 ･･ 92
  19)特殊例に対する挿入法 ･･ 93
    (1)人 工 肛 門 ･･ 93
    (2)S状結腸憩室炎 ･･ 93
    (3)子宮癌術後 ･･ 93
    (4)腹膜播種による腸管内浸潤 ･･････････････････････････････････ 93
    (5)炎症性腸疾患，術後放射線照射既往者 ････････････････････････ 93
    (6)S状結腸軸捻転症 ･･ 93
    (7)内臓逆位症 ･･ 93

5．スコープの抜去と内腔の観察 ･･････････････････････････････････ 95
  1)観察時のスコープ操作について ････････････････････････････････ 95
  2)病変の観察 ･･ 95
    (1)観察時の内腔盲点部位 ･･････････････････････････････････････ 95
    (2)上行結腸反転 ･･ 96
    (3)直 腸 反 転 ･･ 97
    (4)体 位 変 換 ･･ 97

6．大腸内視鏡による診断 ･･ 99
  1)大腸癌の肉眼形態分類 ･･ 99
  2)その他の大腸腫瘍性病変 ･･････････････････････････････････････ 102

目次

7．内視鏡的治療 ······ 105
  1) 写真の撮り方について ······ 105
  2) ポリペクトミー ······ 106
　(1) 切　　　除 ······ 106
　(2) 出血防止法と止血法 ······ 107
　(3) 回 収 方 法 ······ 107
  3) 内視鏡的粘膜切除（EMR，EPMR） ······ 108
　(1) 適　　　応 ······ 108
　(2) 切　　　除 ······ 108
　(3) 出血防止法と止血法 ······ 109
　(4) 断 端 縫 合 ······ 110
　(5) 合　併　症 ······ 111

8．大腸内視鏡検査後の経過観察 ······ 113
  1) 経過観察の目的 ······ 113
  2) フォローアップ検査の間隔 ······ 113

参 考 文 献 ······ 115

索　　引 ······ 117

2) スコープ操作部の使い方

大腸内視鏡に関する基礎事項

1) 内視鏡機種の選択

通常,olympus CF‐type 240 I を使用している(写真1,2).2チャンネルが必要な場合はCF‐2T200 I を使用する.

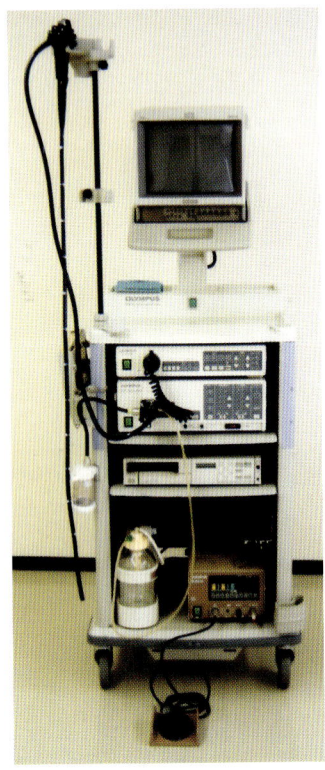

写真1　オリンパス社製大腸内視鏡システム

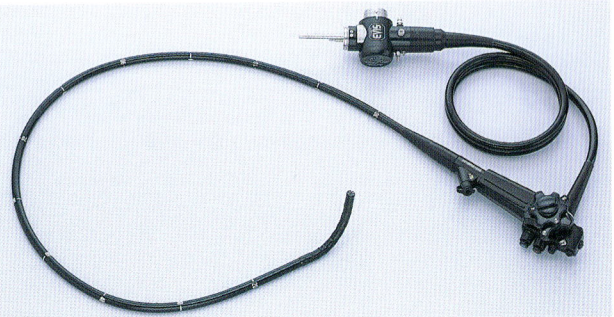

写真2　オリンパス社製大腸内視鏡 CF-240I

2) スコープ操作部の使い方

(1) 操作部の持ち方

操作把持部を左手で持ち,アングルノブのUPとLEFTアングルは第1指で,DOWNとRIGHTアングルは第3指で操作する.また,吸引ボタンと送気・送水ボタンは第2指で行

1. 大腸内視鏡に関する基礎事項

う．操作部に接続するユニバーサルコードは左前腕の外側，内側どちらに置いてもよいが，外側の方が左手指とアングルノブとの距離が近くなり操作しやすい．

(2) アングル操作（写真3）

<UPアングル>

内側のアングルノブを左第1指による手前への引きの操作．

<DOWNアングル>

内側のアングルノブを左第1指による向こうへの押しの操作と左第3指による引きの操作の複合．ほとんどは第1指による押しの操作で行うが，最大UP状態から最大DOWN状態までアングルを変えたい場合は，手前に引いている第1指が伸びきるまで向こうへ倒し，引き続き第3指で引いてくる．

<LEFTアングル>

外側のアングルノブを左第1指による手前への引きの操作．

<RIGHTアングル>

外側のアングルノブを左第1指による向こうへの押しの操作と左第3指による引きの操作の複合であり，DOWNアングル操作と同様である．

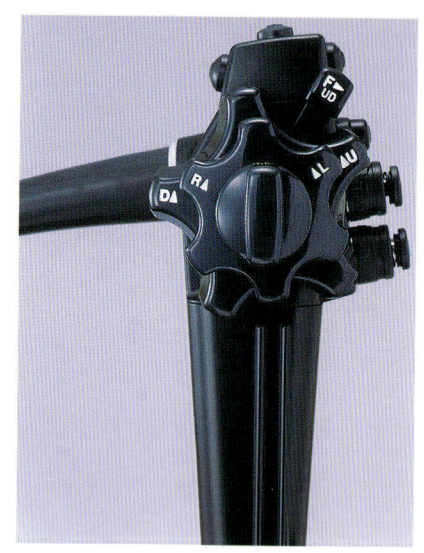

写真3 アングルノブの構造
（オリンパス社製 CF-240I）

(3) アングル操作による挿入

<画面12時前後方向への挿入>

UPアングルのみで行う．

<画面3時前後方向への挿入>

①RIGHTアングルのみで行う（図1a）．

②右回旋とUPアングルの複合で行う（図1b）．

スコープ先端の彎曲角度はUPが180度，RIGHTが160度であり，UPアングルの方が大きく，単独のRIGHTアングル操作より操作しやすいため，②の方を使用する頻度が多い．

<画面6時前後方向への挿入>

DOWNアングルのみで行う．

<画面9時前後方向への挿入>

① LEFTアングルのみで行う．

②左回旋とUPアングルの複合で行う（ループを形成しやすいためあまり使用しない）．

2）スコープ操作部の使い方

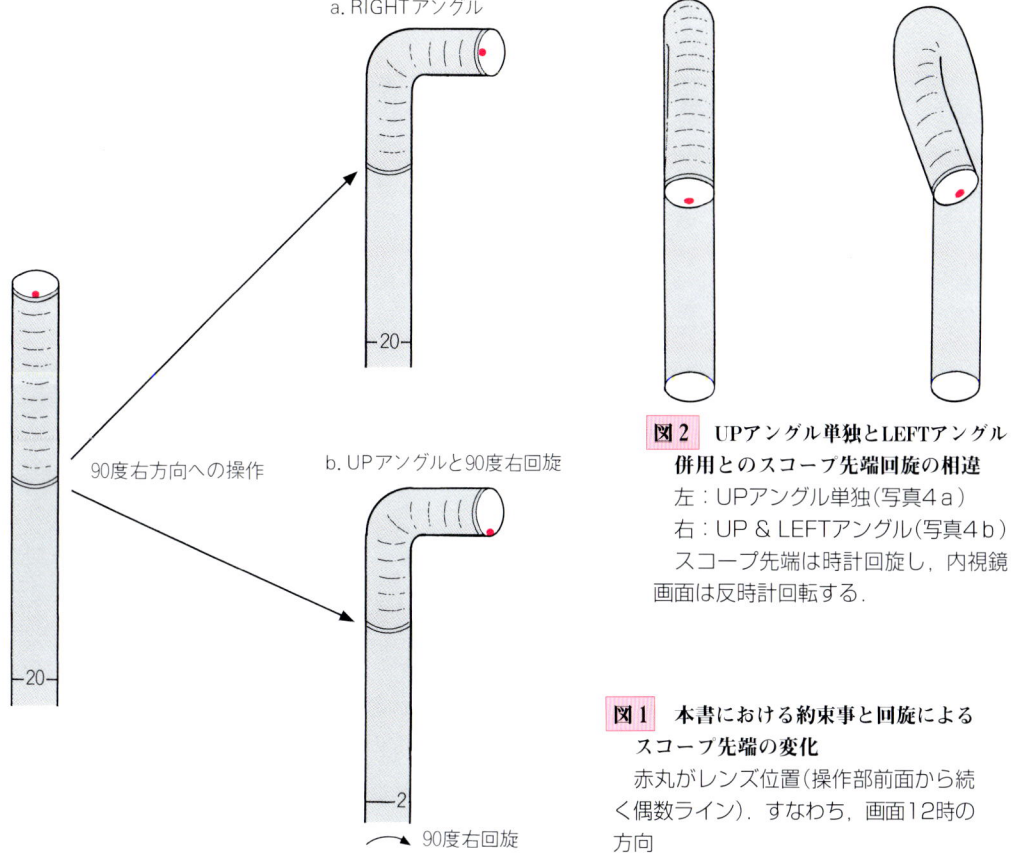

図2 UPアングル単独とLEFTアングル併用とのスコープ先端回旋の相違
左：UPアングル単独（写真4a）
右：UP & LEFTアングル（写真4b）
スコープ先端は時計回旋し，内視鏡画面は反時計回転する．

図1 本書における約束事と回旋によるスコープ先端の変化
赤丸がレンズ位置（操作部前面から続く偶数ライン），すなわち，画面12時の方向

（4）アングル操作・スコープ回旋による内視鏡画面の回転

＜スコープ先端がストレートの場合＞

①右回旋によりスコープ先端は時計回旋し，内視鏡画面は反時計回転する．

②左回旋によりスコープ先端は反時計回旋し，内視鏡画面は時計回転する．

＜スコープ先端がUPアングルの場合＞

①LEFTアングル（図2）および右回旋によりスコープ先端は時計回旋し，内視鏡画面は反時計回転する．

②RIGHTアングルおよび左回旋によりスコープ先端は反時計回旋し，内視鏡画面は時計回転する．

ただし，本来，右回旋により画面は反時計方向に回転するが，UPアングル状態で進行屈曲部が画面上にある場合のみ，右回旋（トルク）と同時に強めのPULL操作を瞬間的に加えると時計方向に回転することが多い．

この理由を以下に解説する．

UPアングル状態で進行屈曲部が画面上にみえる場合，次の腸管は背側にあるため，強めの右回旋を瞬間的に加えるとスコープ先端が背側へ回旋することにより，相対的に次の

1. 大腸内視鏡に関する基礎事項

表1　UPアングルとの併用操作による内視鏡画面の移動

現在のアングル状態	併用操作	スコープ先端	内視鏡画面
UPアングル	LEFTアングル 右回旋	時計回旋	反時計回転
	RIGHTアングル 左回旋	反時計回旋	時計回転

＊ただし，UPアングルで進行屈曲部が画面上方向にある場合のみ．右回旋と同時に強めのPULL操作を瞬間的に加えると，画面は時計回転する(図16参照).

腸管が腹側へ移動する．つまり，画面上に位置していた屈曲部は画面右上へ移動・転換することになる(図16参照)．したがって，右回旋により画面が時計方向へ回転するのは，UPアングル状態で進行屈曲部が画面上にある場合のみであり，右トルクがスコープ先端に伝わりやすいS状結腸前半挿入時に限られることが多い．このようにして進行屈曲部を画面右上に移動させ，後述する右上回旋法で挿入する．

以上のように，進行方向を自在に移動・転換させる操作技術は内視鏡挿入時に頻繁に使用する．とくに，解剖学的に進行方向は画面上方向にみえることが多いため，UPアングル状態において画面上の進行方向を右上へ移動させる技術は最も重要である．

いずれにしろ，アングル操作やスコープ回旋と内視鏡画面の回転方向との関係を把握する必要があり，表1にUPアングルとの併用操作による内視鏡画面の変化を比較する．

(5) アングル複合操作の応用手技

前述のように，解剖学的に進行方向は画面上方向にみえることが多いため，検査中はUPアングルを使うことが多い．

＜UPアングルを多用する主な理由＞
◆左親指により手前へ引いてくる作業のため操作しやすく，彎曲角が最大である．
◆S状結腸はRSJより頭・腹側に位置するため，仰臥位で挿入していくと屈曲部は画面右上前後にみえてくることが多い．
◆UPアングル同様手前へ引いてくるLEFTアングルを親指で同時に行うことができ，アングルの動きの幅が大きくなるため，屈曲部での腸管がより短縮される．

以上の理由でUPアングルを多用することが多いが，同時にLEFTアングルを併用することも多い．

＜UPアングルとLEFTアングル併用の有効性＞
◆UPアングル単独の場合よりもLEFTアングルを併用したほうがスコープ先端彎曲部の屈曲が強くなる(写真4)ため，腸管の屈曲部がより短縮されてスコープ先端付近の腸管がスコープ側に引き寄せられ，先端部が次の屈曲部に近づきやすい．
◆UPアングル操作だけでは越えにくい非常に急峻な屈曲部の場合，LEFTアングルの併用で次の管腔を捉えることができる．

2）スコープ操作部の使い方

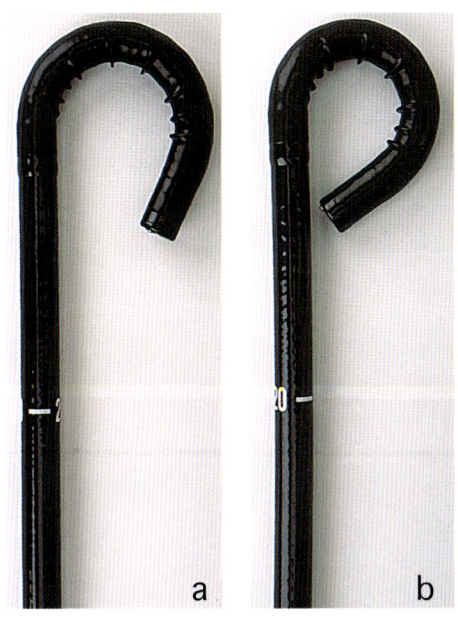

写真4 UPアングル単独とLEFTアングル併用とのスコープ先端彎曲角度の相違
　a．UPアングル単独
　b．UPアングル & LEFTアングル

◆LEFTアングルを併用すると，スコープ先端は時計方向に回旋し内視鏡画面は反時計方向へ回転する（図2参照）ため，LEFTアングル操作の強弱により画面における進行方向の調整が可能である．

　以上の複合操作はさまざまな屈曲部短縮操作において使用することが多いが，いずれにしろ，手元アングル部をみなくても，現在のアングル状態を左手指の感覚で把握できるようにすることが重要である．

（6）吸引と送気・送水
＜吸　引　口＞

　図3のように，吸引口はスコープを先端よりみた場合，7時の位置についており，画面では5時の方向であるが，位置としては画面内を少しはずれ，感覚的にはモニター下部と画面外縁との間である．したがって，腸管洗浄液や残渣を吸引する場合，画面下部にくるように調整しスコープのアングル部上部についている吸引ボタンを軽く押す．吸引の方法は吸引ボタンを左第2指で半分程度軽く押すことを心がける．絶対に最後まで深く押し込んではいけない．

　便汁が腸管の半分以上を占める程多量に残っている場合を除き，便汁の表面がモニター下縁にかすかにでているように，UPアングルをかけて調整しながら小刻みに半分程度押しつつ吸引する．吸引するとともにUPアングルをニュートラルに戻しつつ，常に残渣の表面がモニター下縁に位置するように調整する．残渣が少なくなるとともに吸引ボタンの押す力も弱める．UPアングルをかけずに残渣の表面が画面上に明らかにみえている状態で吸引したり，吸引ボタンを最後まで深く押し込んだりすると粘膜を吸引してしまう．い

1. 大腸内視鏡に関する基礎事項

わゆる吸引ダコになり，ポリープと間違える可能性がある．ただし，吸引ダコの場合は時間の経過により縮小し，送気により消失する．粘膜を吸い込んでしまった場合は鉗子口より注射器で水または空気を注入して押し出すか，吸引ボタンを解除してからスコープを引いて脱出する．とくに右トルクにより腸管が短縮されている状態で屈曲部に残渣がある場合は，吸引より吸い込んでしまった粘膜をリリースするためにスコープを引くと過度に抜けてしまったりするので注意が必要である．多少の残渣は無視し，その口側に挿入すべき屈曲部が確認できれば，あまり吸引にこだわらず挿入に専念するほうが賢明である．

また，吸引できないような繊維質の残渣を吸い込んでしまった場合や，残渣が付着している粘膜を洗浄する場合は，鉗子口より水を注入する．少量の水の注入で済む場合は注射器で行うが，大量の水で数回注入が必要な場合は専用の延長チューブを鉗子口に装着している．

また，空気の吸引も同様の操作であり，挿入時にすでに腸管内に空気が充満している場合も吸引ボタンを半分程度軽く押しながら脱気しつつ，腸管内腔の縮小と同調させるようにスコープの挿入速度を調節しながら挿入していく．進行方向の腸管内腔をあまりつぶさないように心掛ける．後述するが，S状結腸や横行結腸は脱気することにより腸管が短縮されるのでこの操作は非常に大切である．

＜鉗子出口＞

図3のように，鉗子出口は吸引口と共有している．したがって，鉗子口より生検鉗子やスネアを挿入した場合，画面5時方向より出てくる．対物レンズはスコープ先端ほぼ12時の位置についているため，生検やポリペクトミーすべきポリープを画面6時の位置にくるようにスコープを回旋させて処置する．処置すべきポリープが画面右や左にあると，スネアは画面下より出てくるためポリープの下方に出てくることになり切除しにくいことになる．とくにポリープが画面12時方向のまま切除しようとすると，画面下からでてきたスネアによりポリープが隠れ非常に切除しにくいこととなる．必ず，処置すべきポリープは画面6時の位置にくるようにスコープを回旋させ切除する．回旋方法については，「管腔保持回旋法」の項を参照．

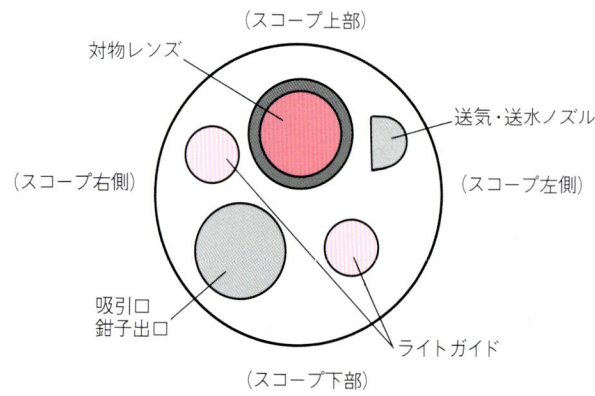

図3 大腸内視鏡先端の構造(オリンパス社製 CF-240I)

＜送気・送水＞

図3のように，送気・送水ノズルはスコープを先端よりみた場合，2時の位置についており，画面上は10時の方向である．操作は吸引ボタンと同様左第2指で行う．送気・送水量の強弱は中レベルにセットし，送気・送水ボタンに軽くタッチすると送気され深く押し込むと送水される．レンズに付着した残渣をはじき飛ばす場合や画面の曇りを取るときに送水ボタンを押すが，送気操作を使うことはまずない．

筆者はときにS状結腸においては数回軽い送気を行う場合があるが，盲腸に到達するまで検査中送気はまったく行わない．したがって，検査中，送気・送水ボタンに触れることはほとんどない．とくに送気ボタンは軽いタッチで送気されるため，気づかないうちに空気が入っているので注意が必要である．

大腸内視鏡検査におけるS状結腸の短縮・直線化は最も重要な作業であるが，送気量の多寡は短縮・直線化作業に大きな影響を与える．注腸検査の二重造影撮影時に使用するバリウム自動注入器(エネマテレフレーター CK85)による送気量は約20ml/secであり，一般的なS状結腸の場合，約5秒の送気によりS状結腸は膨張・伸展する．内視鏡検査における送気量(中レベル)は約12ml/secであるため，10秒前後送気ボタンに触れると二重造影写真のS状結腸(写真11a′，b′参照)に近い状態まで膨張・伸展される．このように，短時間の送気であっても腸管内にはかなりの空気が注入され，S状結腸の短縮は困難になってくるので注意が必要である．

3) スコープ軟性部の説明

(1) スコープ軟性部有効長

スコープ軟性部には数字の偶数ラインと奇数ラインが各々2つずつ記されており，先端からの長さを表している．この数字のラインは重要であり，検査中，挿入長を確認することによってスコープ先端が位置する腸管の目安となりうる．腸管が短縮されて挿入している場合には以下のようになる．

例えば，15cm＿＿＿RSJ(直腸・S状結腸移行部)
　　　　30cm＿＿＿SDJ(S状結腸・下行結腸移行部)
　　　　40cm＿＿＿脾彎曲部
　　　　60cm＿＿＿肝彎曲部
　　　　70cm＿＿＿盲　腸

(2) スコープ軟性部の数字ライン

次にスコープ軟性部に記されている数字は先端からの長さ以外にもうひとつ重要な意味がある．

＜操作部前面から続く偶数ライン＞

このラインの延長上(やや左)がスコープ先端のレンズ位置になり，ほぼ画面12時の方向

1. 大腸内視鏡に関する基礎事項

になる．このライン上のスコープ根部には $\bar{\Lambda}$ のマークが付してある（写真5）．

＜操作部アングルノブ側から続く奇数ライン＞
このラインの延長上が画面4時の方向になる．
＜ユニバーサルコード側から続く偶数ライン＞
このラインの延長上が画面7時の方向になる．
＜操作部把持部から続く奇数ライン＞
このラインの延長上が画面10時の方向になる．

上記のうち操作部前面から続く偶数ラインが最も重要であり，この偶数ラインの方向がほぼ画面12時の位置になるため，被検者を仰臥位にして操作部前面から続く偶数ラインが腹側やや左にくるように挿入すると，画面12時の方向が腹側になり，画面の方向と身体の方向が合致し，感覚的にも理解しやすい．後述するが，このことは非常に重要であり，検査開始は必ず仰臥位で，目安として操作部前面から続く偶数ラインがほぼ腹側にくるように挿入し，このスコープの状態を保持しながら徐々に右回旋していくように挿入していくと解剖学的にもS状結腸を短縮しやすい．

本書においては，操作部前面から続く偶数ラインがほぼ腹側に位置するように挿入されているスコープの状態をニュートラルな状態と定義する．

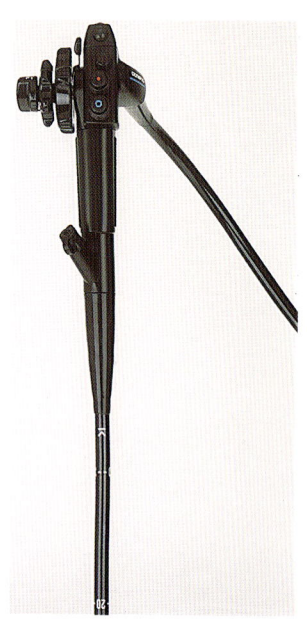

写真5 スコープ前面に記される偶数ライン（$\bar{\Lambda}$ライン）
スコープ操作部前面から続く偶数ラインの延長上にスコープレンズが位置する．

また，スコープ先端のアングル状態を図解している場合には，赤丸がレンズ位置，すなわち画面12時の位置（操作部前面から続く偶数ライン）である（図1左）．ニュートラルな状態を保持するようにS状結腸に挿入していくと解剖学的に屈曲部の進行方向は画面12時から3時までの方向に出やすく，アングル複合操作の応用手技の項で述べたように，最も操作しやすいUPアングルを使用することができる．

4）スコープの洗浄と消毒

日本消化器内視鏡学会の内視鏡消毒法ガイドラインに準拠した方法について簡略に説明する．

まず，ベッドサイドにおいて検査後直ちに洗浄剤（中性洗剤，酵素洗剤など）を浸したガーゼでスコープ外表面を拭き，チャンネルから洗浄剤を30秒間吸引した後空気を10秒間吸引する．

送気・送水ボタンをはずしてAWチャンネル洗浄アダプターを取り付け，送気「強」で30秒間送水した後10秒間送気する．

次に流し台で，AWチャンネル洗浄アダプター・吸引ボタン・鉗子栓をスコープから外

4）スコープの洗浄と消毒

し，防水キャップを取り付けて漏水テストを行った後，洗浄剤を浸したスポンジで外表面を洗浄する．吸引ボタン取り付け部からスコープ先端・コネクターの2方向にブラッシングを行う．鉗子口も同様にブラッシングする．吸引洗浄アダプターを取り付けた後，吸引シリンダー部を指でふさぎ90秒間洗浄剤を吸引する．注入チューブを用い十分に送液し，各ボタン類・鉗子栓を洗浄剤でブラッシングする．スコープ外表面・チャンネル内部・ボタン類を清浄水ですすいだ後，水を切る．

以上の洗浄に続き消毒作業に移るため，内視鏡洗浄消毒装置にスコープをセットし，3％グルタルアルデヒドで消毒後，アルコールフラッシュし保管する．

当院では電解酸性水，すなわち塩化ナトリウムを添加した水道水を電気分解して得られた強酸性水による消毒方法も併用している．

1）前 処 置

大腸内視鏡検査における前処置と前投薬

1）前 処 置

(1) PEG法 (polyethylene glycol electrolyte lavage solution)

ニフレックを検査前日服用するが，服用手順については図4に記載する．午後の検査の場合は，来院後ニフレックを服用する．

大腸内視鏡検査を受けられる方へ（午前）

氏 名　　　　　　　　　　　　様

検査予約時間　　月　　日　　時　　分

（検査前日）
1　朝食，昼食は自由に摂って下さい．（野菜・海藻・茸類・蒟蒻は避けて下さい．）
2　夕食は6時までに，液状食を摂って下さい．
3　夜8時30分頃より薬を水に溶かして飲み始めて下さい．
4　以後，翌日の検査終了まで食物は摂らないで下さい．（水・茶・コーラ・ポカリスエット・実のないジュースは飲んで頂いて結構です．）

（薬の溶かし方）
1　腸管洗浄液（ニフレック）1袋全量を2000ml相当の容器に入れます．
2　水を2000ml加え，十分振って溶液が無色透明になるまで完全に溶かして下さい．

（溶液の飲み方）
1　洗浄液を振ってから約200mlのコップに移し，できるだけ一気に飲むようにし，約1000ml（コップ5杯分）を約1時間で飲んで下さい．
　　（洗浄液をあらかじめ冷蔵庫で冷やしておくと飲みやすくなります．）
2　多くの場合，飲み始めてから約1時間（約1000mlを飲んだ後）に最初の排便が始まります．
3　排便が始まった後も，1の要領で飲み続けて下さい．
4　以後，数回（5～8回）にわたって液状の排便がありますが，この排便に固形物の混じっていない無色または黄色の透明な水様便になれば，飲むのを終了して下さい．もし，便があまり出なかった場合は看護師に申し出て下さい．

中 西 胃 腸 外 科

図4 大腸内視鏡検査の受診者への説明書

近郊に住む被検者の場合は，在宅にて服用後来院することもある．

(2) Brown変法
ニフレックが服用できない場合はBrown変法〔検査食とクエン酸マグネシウム（マグコロールP）〕を使用する．

2）前　投　薬

挿入による腸管の攣縮を抑えるためにscopolamine butylbromide（ブスコパン：20mg/1ml/A）1Aを検査10分前に筋注する．

被検者に緑内障，前立腺肥大，心疾患などの既往がある場合はglucagon（グルカゴン・ノボ：1 usp単位/V）を使用してもよいが，この場合，筆者は前投薬なしで行っている．

また，筆者は上記以外の鎮痙剤，鎮静剤，鎮痛剤は一切使用しない．

3. 大腸の解剖

大腸の解剖

　大腸は盲腸から肛門に至る管腔臓器で，伸ばすと2m近くになるが，全大腸内視鏡挿入時には短縮され約70cmとなる．図5に大腸の解剖図と主な腸管における内視鏡像を示す（写真6）．

　直腸には通常，下，中，上の3つのHouston弁がある．下Houston弁は肛門より約5cmの直腸左前壁に，中Houston弁（やや肛側に腹膜翻転部がある）は肛門より約10cmの直腸右

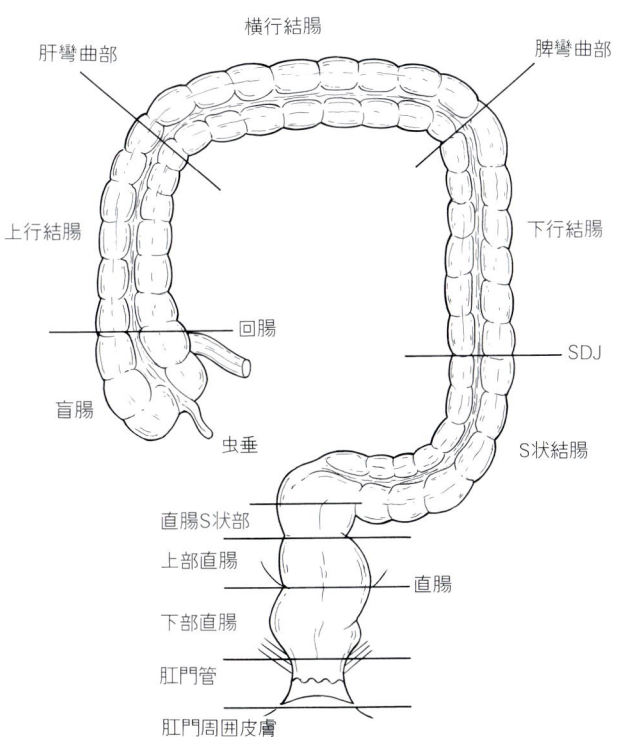

図5 大腸癌取扱い規約による大腸の解剖

　直　腸：下・中・上Houston弁を認める．
　S状結腸・下行結腸移行部（SDJ）：画面右上にスリット状に開口する．挿入長30cm．
　下行結腸：内腔は直線的でHaustraや半月ヒダは著明ではない．
　脾彎曲部：画面左上に屈曲し，ときにblue spotを認める．挿入長40cm．
　横行結腸：3本の結腸紐と半月ヒダにより三角形の内腔を呈する．
　肝彎曲部：画面右に屈曲し，ほぼ全例にblue spotを認める．挿入長60cm．
　上行結腸：発達した半月ヒダを認める．
　盲　腸：画面左にBauhin弁，遠位端に虫垂開口部を認める．挿入長70cm．

3. 大腸の解剖

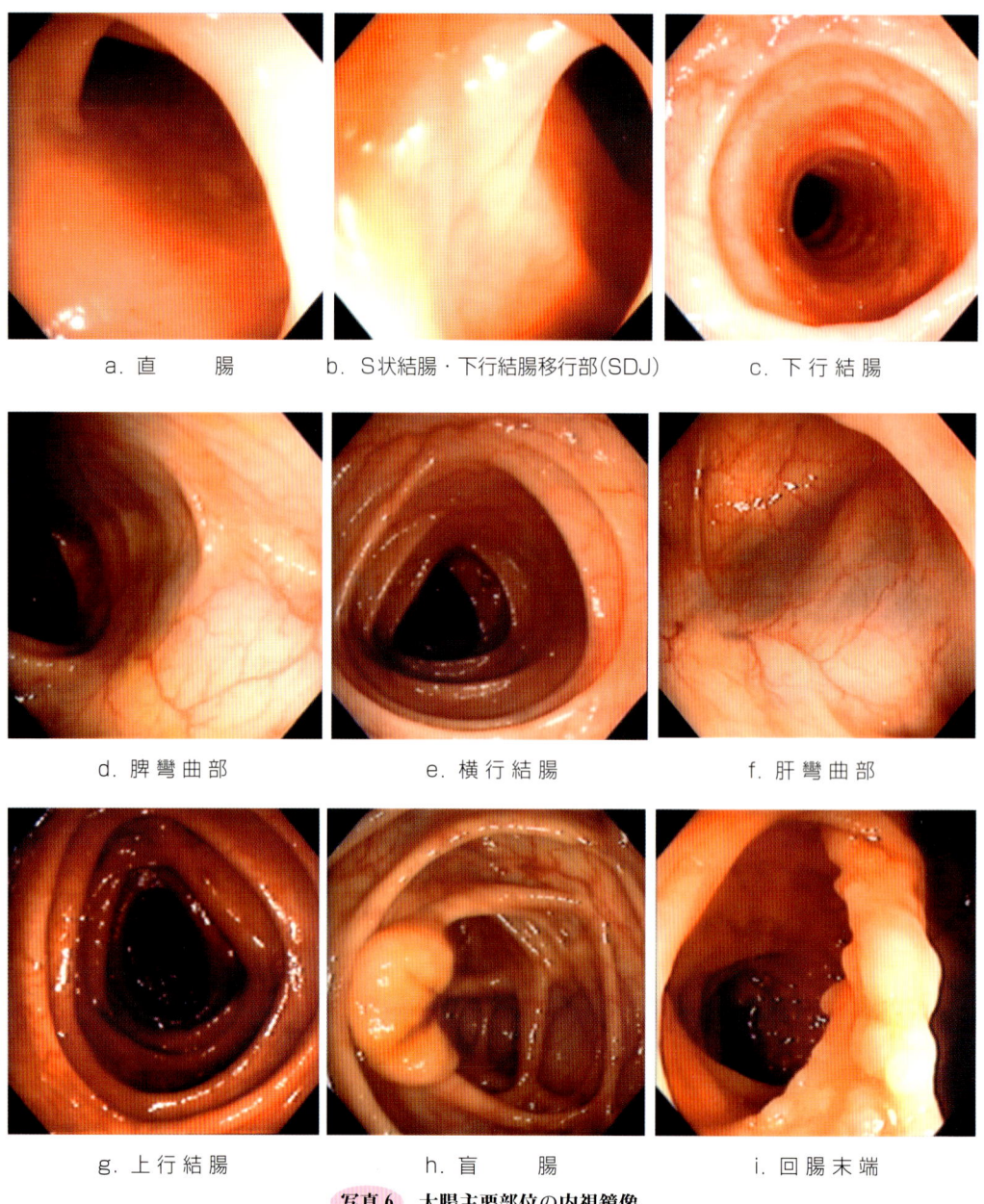

a. 直　　腸　　　b. S状結腸・下行結腸移行部(SDJ)　　　c. 下行結腸

d. 脾彎曲部　　　e. 横行結腸　　　f. 肝彎曲部

g. 上行結腸　　　h. 盲　　腸　　　i. 回腸末端

写真6　大腸主要部位の内視鏡像

前壁にあり，上Houston弁は肛門より約15cmの直腸左前壁にある．

　直腸・S状結腸移行部(以後RSJと略す)は非常に短く，腹腔内に背側から腹側へほぼ垂直に近い状態で立ち上がりS状結腸へと続いていく．基本的にS状結腸は中央までは腹側へ，それ以降は頭側・背側へ走行する．この走行ラインにさまざまな屈曲・回転が加わり，個人差のあるS状結腸が形成される．RSJに続き尾側，やや左側へ向かい，屈曲部を形成した後，腹側から頭側へ向かい屈曲部を形成する．これ以降，同様の屈曲を繰り返し

ながらS状結腸・下行結腸移行部(以後SDJと略す)へと続いていくことになる.

　SDJから下行結腸へはほぼ直角に頭側に走行する.下行結腸は後腹膜に固定された約10数cmの直線の腸管であり,内腔はHaustraの突出や半月ヒダが著明でない.下行結腸は上部においてやや背側へ向かい,脾彎曲部(ときにblue spotがみえる)を形成した後,腹側・右側を経由した後,尾側へ走行し横行結腸へと続いていく.

　横行結腸は横行結腸間膜により後腹膜に付着した可動性に富む腸管である.走行パターンは脾彎曲部から中央部まで尾側・腹側へ向かった後,やや屈曲して頭側・背側へ走行し肝彎曲部に至るが,長さに個人差があるため中央部の屈曲部がさまざまな角度を呈する.最も下垂する中央部は身体のやや右に位置することが多い.

　横行結腸右側はやや右上方向へ走行した後,緩やかなカーブで頭側・背側に向かって走行し,やや右方向への屈曲を呈して肝彎曲部(ほぼ全例にblue spotあり)を形成し,上行結腸へと続いていく.肝彎曲部はほとんどが脾彎曲部より低位にある.

　上行結腸は後腹膜に固定された10数cmの直線の腸管で,盲腸に向かうにつれ背側から腹側,やや左側へ走行する.内腔は半月ヒダが非常に発達している.上行結腸下部左側に,上唇と下唇が両端で融合した回盲弁小帯と呼ばれる粘膜隆起,すなわちBauhin弁がある.これより遠位端の盲腸には虫垂開口部が存在する.

1）検査時の体位とスコープの持ち方

大腸内視鏡挿入手技

1）検査時の体位とスコープの持ち方

　まず，左側臥位の体位による肛門指診（潤滑剤としてK‐Yルブリケーティングゼリー，肛門痛のある場合はキシロカインゼリーを使用）の後，挿入を行う．この挿入時の体位は，単に最初の肛門への挿入がスムーズに行えるためだけであり，すぐに仰臥位に変えて検査を開始する．

　左手で被検者の右臀部を上に持ち上げるようにして肛門を露出し，スコープ先端を右人差し指掌側につけるように持ち，約1cm先に出し先端を腹側に向けて肛門の位置にあわせ，第3関節を屈曲させるように数cm程度直腸内に挿入する．

　このとき被検者の背側より挿入しているのでスコープの軸は自然と反時計方向に約90度回旋しているため，直腸後壁が画面12時の方向に位置しわかりにくい．したがって，このように挿入した後，スコープが抜けないように注意しながら，写真7のように体位を仰臥位にするとともに（被検者の屈曲させた左膝の上に右足を組ませると操作しやすい），スコープを約90度強右回旋すると直腸前壁が画面12時の方向にくる（写真8）．つまり，仰臥位の被検者の腹側が画面12時にくることになり，とくに直腸において画面の位置と身体の方向が合致し理解しやすい．

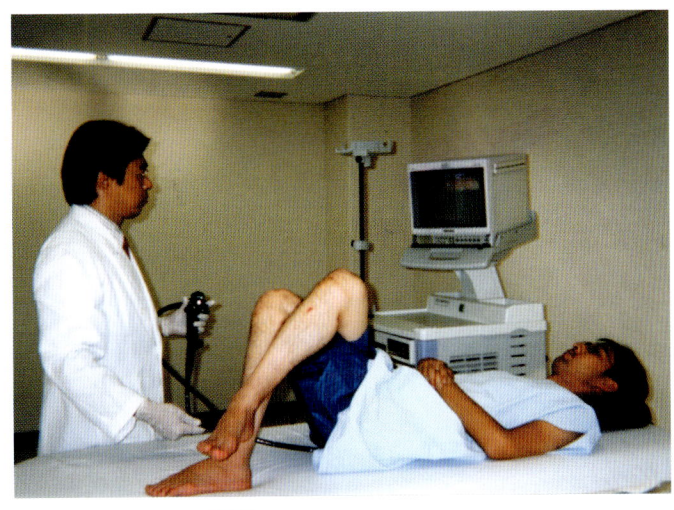

写真7　検査時の体位（仰臥位）

4. 大腸内視鏡挿入手技

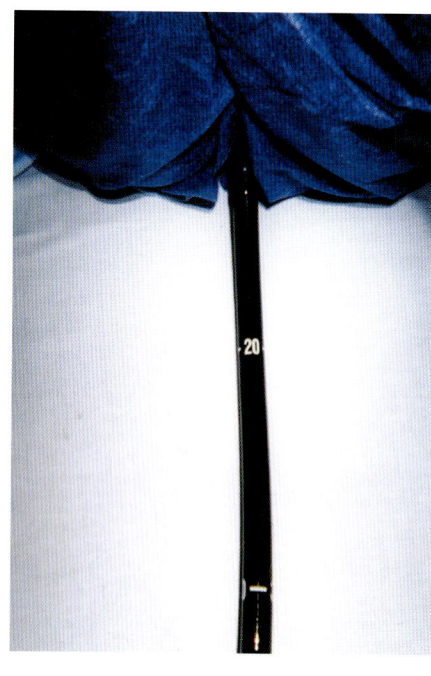

写真8　検査開始前のスコープのニュートラル回旋状態
仰臥位にて直腸に挿入されたスコープを上からみている状態．
目安として操作部前面から続く偶数ラインがほぼ腹側に位置するように挿入する（スコープのニュートラル回旋状態）．

　具体的には，スコープ軟性部に記されている数字の操作部前面から続く偶数ラインが腹側やや左側にくるように（ラインはレンズ位置よりやや左に外れているため）スコープを90度強右回旋する（写真8参照）．スコープは肛門より約20cm付近を持って操作を行うようにする．この状態から検査を開始するが，手を離すとスコープは自然と左回旋するため，常に軽く右トルクをかけながら，スコープをニュートラルに保つ必要がある．
　以上のように最初の挿入時において，被検者の腹側が画面12時にくるように，仰臥位で，スコープは90度強右回旋した状態から検査を開始することが大事である．左側臥位のまま挿入するよりも仰臥位で，スコープはニュートラル回旋で検査を進めていく方がよいと思われる主な長所を以下に列記する．

＜仰臥位およびニュートラル回旋による挿入の長所＞
◆大腸内視鏡検査の基本的挿入概念は，腹側へ膨らむS状結腸を背側へ短縮・直線化することにあるため，仰臥位により腹側への膨らみを防止できる．
◆SDJの角度が鈍になる．
◆Houston弁，RSJやS状結腸の多くの屈曲部は解剖学的に画面上方向に展開し，最も操作しやすいUPアングルで越えていくことになる．
◆画面上方向は，ニュートラルアングルの場合は腹側，UPアングルの場合は背側であるというように，アングル状態で画面における方向がわかりやすい．とくに直腸において画面の位置と身体の方向が合致し理解しやすい．
◆スコープの挿入長，手元アングルの状態，スコープの回旋状態の3点を確認するだけで現在のスコープの位置や形状，内視鏡画面における身体の方向，次の腸管走行が予測しやすい．

2）直腸への挿入

　直腸の解剖図を図6に示す．図6aは直腸腹側よりみた図であり，図6bは右側よりみた図である．
　図6のように直腸には通常，下，中，上の3つのHouston弁がある．
　下Houston弁は肛門より約5cmの直腸左前壁にある．
　中Houston弁は肛門より約10cmの直腸右前壁にあり，このやや肛側に腹膜翻転部がある．
　上Houston弁は肛門より約15cmの直腸左前壁にある．
したがって，内視鏡像としては写真9aのように，
　①下Houston弁は画面右上
　②中Houston弁は画面左上
　③上Houston弁は画面右上にみえる．
　約70％は各弁の位置は上記のとおりであるが，約30％は左右逆になっている．
　直腸は骨盤腔内に固定されているためPUSHのみの操作で行うが，ただ各Houston弁を越えるのに技術を要する．写真9aの内視鏡像は空気で充満した状態であるので，本来スコープを挿入した時点では各弁同士はかなり接近しており，実際は写真9bのように各弁によって形成される屈曲部は小さなホール状やスリット状にみえる．上記のように各弁の位置は決まっているため進行方向を捜す必要がなく，ホール状の管腔であっても挿入方向と方法は自ずと決定される．直腸挿入時において管腔が開いているような送気量では，S状結腸における挿入は困難となる．この時点での送気量によりS状結腸の短縮・直線化が決定するといっても過言ではない（筆者はときにS状結腸においては数回軽い送気を行う場合があるが，盲腸に到達するまで検査中送気はまったく行わない）．
　つまり，挿入時の至適距離とは操作を円滑に進めることができる距離であり，限りなく短ければ短いほどよい．したがって，熟練者ほど至適距離は短く，初心者はある程度の送気は仕方なく，挿入技術の向上とともに至適距離が縮まってくればよいと考える．
　まず，仰臥位で直腸前壁が画面12時の位置にくるようにスコープに軽い右回旋をかけ検査を始める．
　肛門から下Houston弁までは背側へと向かうため，軽いDOWNアングルでPUSHする．下Houston弁は左前壁にあるため，画面2時にみえるので，約30度右回旋とUPアングルで越えニュートラルに戻す．
　中Houston弁は右前壁にあるため，下Houston弁を越えた後，ニュートラルに戻した時点で画面10時にみえてくる．ニュートラルに戻しつつあるスコープをそのまま切り返して行くように，約30度左回旋させつつ，数cmPUSHしながらUPアングルで越える．
　上Houston弁は左前壁にあるため，中Houston弁を越えた後，ニュートラルに戻した時点で画面2時にみえてくる．ニュートラルに戻しつつあるスコープをそのまま切り返して

19

4. 大腸内視鏡挿入手技

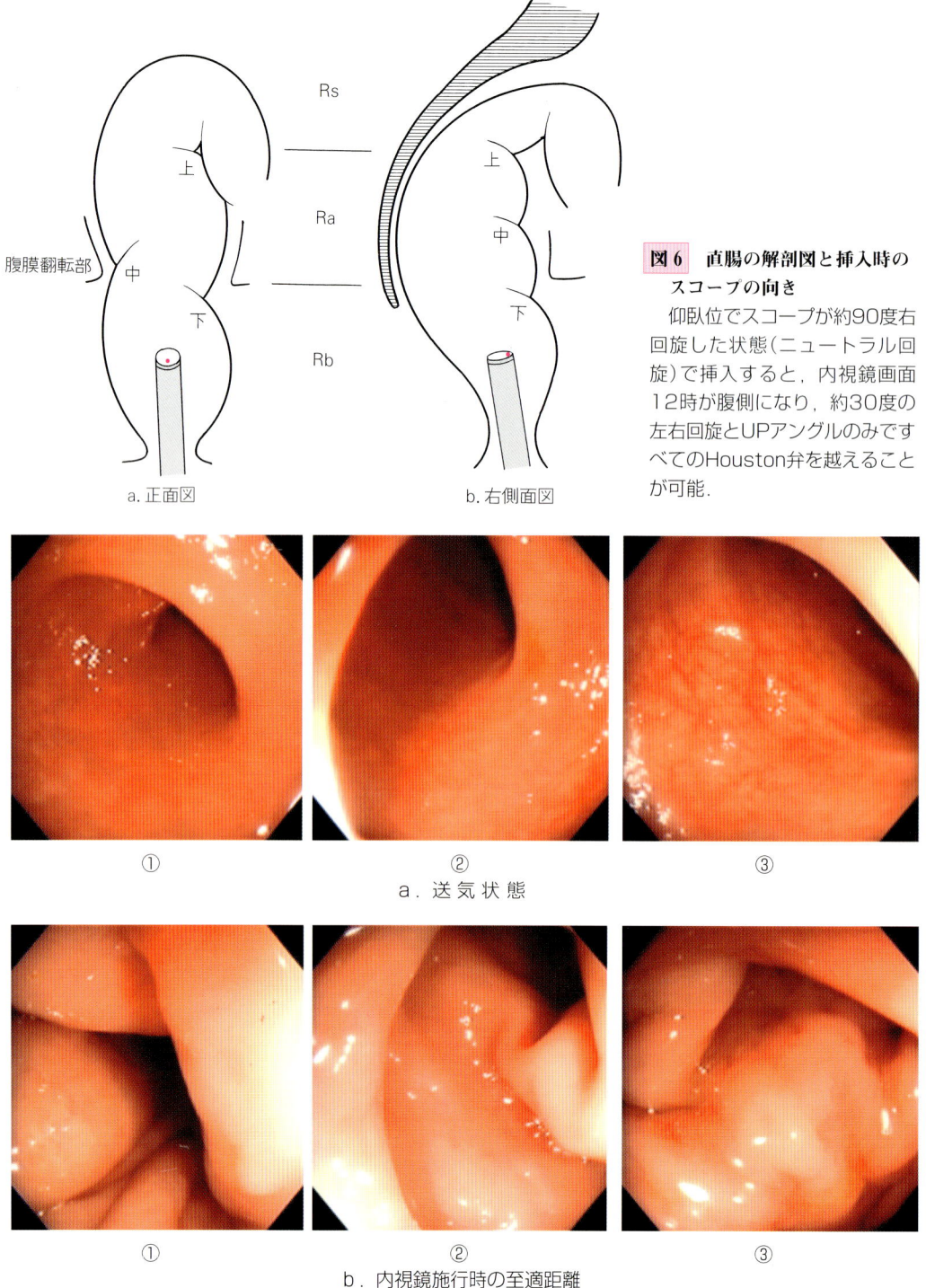

図6 直腸の解剖図と挿入時のスコープの向き

仰臥位でスコープが約90度右回旋した状態（ニュートラル回旋）で挿入すると，内視鏡画面12時が腹側になり，約30度の左右回旋とUPアングルのみですべてのHouston弁を越えることが可能．

写真9 直腸の内視鏡像（画面12時が腹側）
① 画面右上に下Houston弁，その口側の画面左上に中Houston弁がみえる．
② 画面左上に中Houston弁，その口側の画面右上に上Houston弁がみえる．
③ 画面右上に上Houston弁がみえる．

2）直腸への挿入

行くように，約30度右回旋させつつ，数cmPUSHしながらUPアングルで越える．
　この後すぐに画面上または右上にRSの屈曲部がみえるので，より強いUPアングルとPULL操作のみでRSJを越えることができるが，詳細については，「RSJへの挿入」の項に譲る．
　ともかく，直腸の挿入に関しては各弁を越えるたびにニュートラルに戻し，常にスコープの回旋角度を一定にし，内視鏡画面12時が仰臥位の被検者の腹側にくるように一致させると，現在のスコープの位置，向き，次の進行方向がわかりやすい．
　直腸壁に当たって次の進行方向がわかりにくい場合には，必ず少し（実際には数mm）スコープを引き，進行方向を確認すべきであり，進行方向がわかりにくくとも簡単に送気をしてはいけない．直腸においては絶対に送気をしないことが原則である（筆者は，ときにS状結腸においては数回軽い送気を行う場合があるが，盲腸に到達するまで，検査中，送気はまったく行わない）．直腸上部から口側は腹側へと続くため，直腸において送気を行うと，仰臥位の場合，S状結腸にまで簡単に空気が流れてしまい，以後の挿入が困難になってしまう．したがって，送気を行わないため，各弁により形成される屈曲部はわずかなスリット状や小さなホール状にしか確認できないが，解剖を熟知しておれば，送気せずとも各弁を簡単に越えることができる．
　例えば，下Houston弁が最初画面2時にみえれば，次の中Houston弁は画面10時にあり，上Houston弁は画面2時にあることになる．したがって，送気をせずとも次の屈曲方向は必ず決まっており，屈曲の中心部さえわずかにわかれば，下Houston弁を約30度右回旋と軽いUPアングルで越えれば，数cmPUSHしながらニュートラルに戻し，約30度左回旋と軽いUPアングルで中Houston弁を越え，再び約30度右回旋と軽いUPアングルで上Houston弁を越える．
　このように仰臥位で，スコープをニュートラルで検査を開始する長所は，最初に下Houston弁さえ確認すれば，送気せずとも次の弁の方向が予測でき，それにより左右回旋の順序が決まってくることであり，また一番操作しやすいUPアングルのみで簡単に越えていくことができることである．
　下Houston弁を画面左に確認すれば順序は逆になる．

3）RSJ（直腸・S状結腸移行部）への挿入

　大腸内視鏡挿入における最も重要な操作手技のひとつはS状結腸の短縮であるが，そのなかでRSJは非常に重要な位置を占める．この部分を伸展させてしまうと，以後の短縮作業は困難になる．

　RSJの挿入は基本的にPULL操作であり，PUSH操作はRSJ最初の部分だけである．上Houston弁を越えると，次の屈曲部までのいわゆるRSJは非常に短く，腹腔内に背側から腹側へ，ほぼ垂直に近い状態で立ち上がってくる．その後，尾側へ垂直に，またはやや左側へ向かう．

　したがって，上Houston弁を軽いUPアングルで越えた後，すぐに次の屈曲部がほとんどの場合，画面2時方向にみえてくるので，PULL操作でより強いUPアングルと軽い右回旋で越えることとなる．この直後LEFTアングルを併用することも多い（後述）．

　スコープの先端彎曲部は13cmあり，その先端部分約5cmが屈曲する．上Houston弁とRSJの屈曲部との距離は非常に短く，ほとんどがアングル操作のみで届く．

　前述したように，RSJからS状結腸への移行はほとんどが尾側，やや左側へ向かうため画面2時方向にみえてくる．まず，図7，写真10のように，上Houston弁をUPアングルで越えた後，少しアングルを戻すと画面2時前後にRSJの屈曲部がみえてくる．その屈曲部に少しPUSHぎみに右トルクでできるだけ近づき，右トルクのまま，ゆっくりPULL BACKしながら，引き続き強いUPアングルをかけていくと，S状結腸に挿入されると同時にRSJが短縮される．

　ときに盲腸側へ向かう場合があり，画面9時方向にみえてくるので，左回旋しながらLEFTアングルとUPアングルで越え，すぐに右回旋でスコープを元の位置に戻す．左回旋のままで戻さずに，そのまま挿入していくと，すでにαループの形成が始まっているので注意が必要である．αループの解除は，画面左にみえるRSの屈曲部に先端が少し入った時点で，すぐに右回旋でPULL BACKを行う．ある程度挿入してから右回旋で解除を試みても難しいことが多い．

　前述したように，RSJの屈曲部はHouston弁を越える時に使用したUPアングルをより強くするだけで越えることができ，RSJを越えた時点では，必ず手元アングルはUPアングル（またはUP＆LEFTアングル），スコープ回旋はニュートラルの状態でS状結腸の挿入へと進んでいく．写真10-④のように，次のS状結腸屈曲部は画面下にみえるため，UPアングルのままPULL操作を行った後，UPアングルを解除しつつDOWNアングルに変化させ，少しPUSHするとS状結腸の最初の屈曲部が短縮される（後述するリフト法参照）．

　しかし，その直後にみえてくる次のS状結腸の屈曲部まで距離があり，PULL BACKだけで届きにくい場合がある．この場合，LEFTアングルを併用すると有効である．

　理由を以下に示す．

　◆先端彎曲部の屈曲がより強くなり（写真4参照），RSJはより短縮される．

3) RSJへの挿入

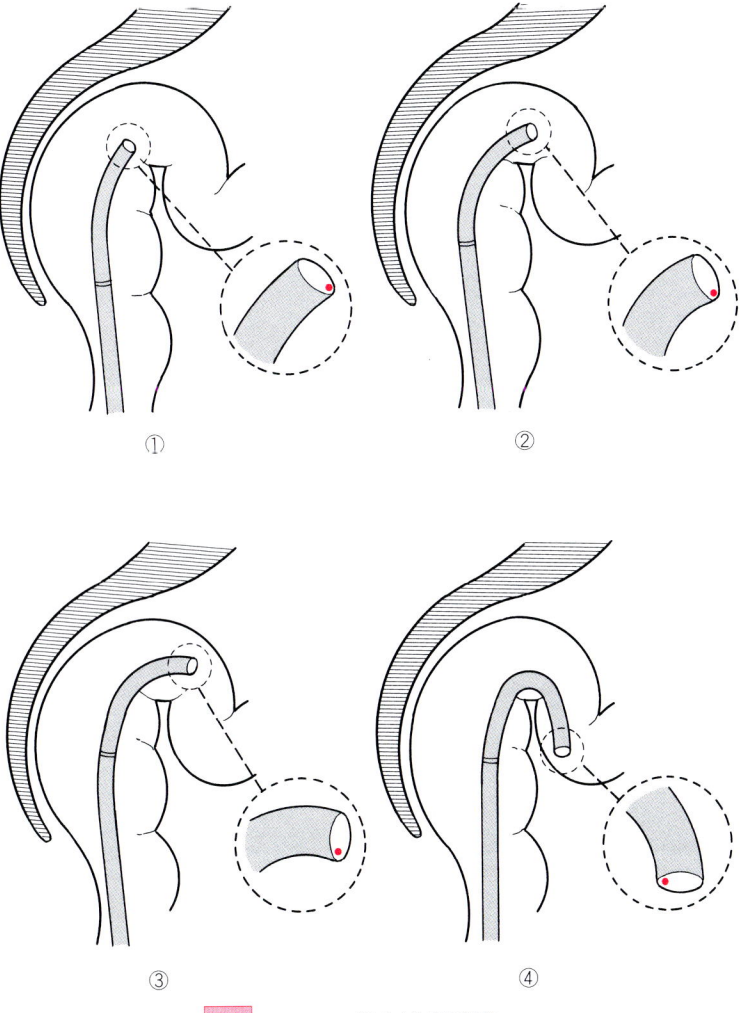

図7 RSJへの挿入(右側面図)
① やや右回旋により画面上にみえる上Houston弁をUPアングルで越える(写真10‐①).
② 画面右上にみえるRSJの屈曲部にUPアングルを戻しぎみに近づく(写真10‐②).
③ 再び強めのUPアングルと右回旋でPULL BACKする(写真10‐③).
④ RSJが短縮され,画面下にS状結腸近位主要屈曲部(肛側)がみえてくる.この後,リフト法(図14参照)により挿入する(写真10‐④).

4. 大腸内視鏡挿入手技

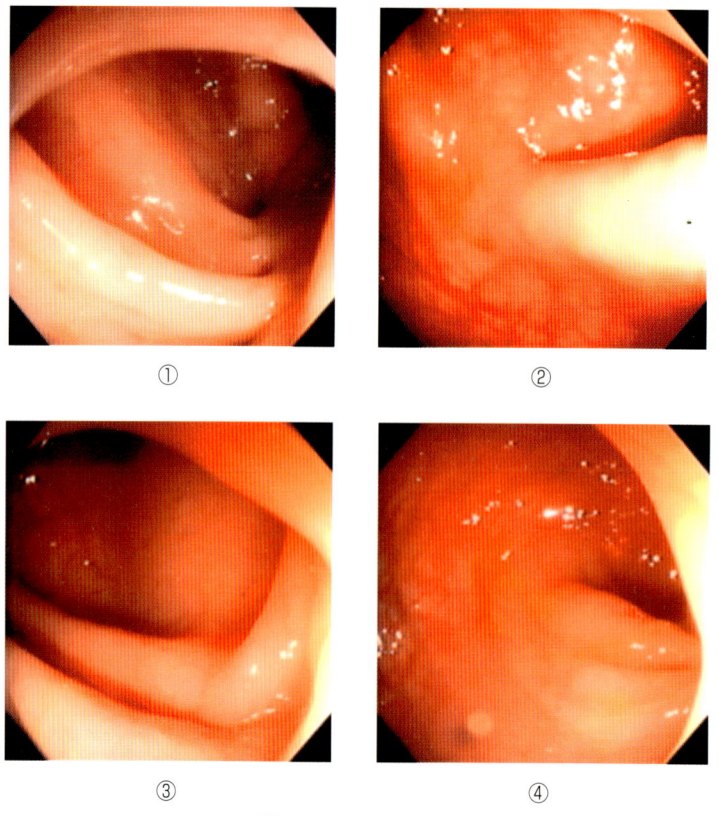

写真10 RSJ の内視鏡像

◆LEFTアングル操作によりスコープ先端付近の腸管がスコープ側に引き寄せられ，先端部が屈曲部に近づきやすい．

◆LEFTアングルにより画面は反時計方向へ回転する(図2参照)ため，画面下にみえる屈曲部が画面右に移動し，右回旋とともにLEFTアングルをRIGHTアングルに戻していくだけで挿入できる(後述する右スライド法への移行)．

RSJを越えた後，画面下の屈曲部へPUSHで挿入しようとすると腹側へ伸展され，屈曲部から遠ざかり(paradoxical movement)，DOWNアングルで届かなくなる．そのままPUSH操作を行うと，以後のS状結腸における短縮作業が困難になるので注意が必要である．

4）S状結腸の解剖

（1）基本走行

RSJ（直腸・S状結腸移行部）からSDJ（S状結腸・下行結腸移行部）に向かって，図8a，bのように頭側へ走行しながら，中央までは腹側へ，それ以降は背側へ走行するのを基本とする．

以上の走行ラインにさまざまな屈曲・回転が加わり，個人差のあるS状結腸が形成されるが，回転は変化に富むが主要屈曲部の数・位置・形状は決まっていることが多い．

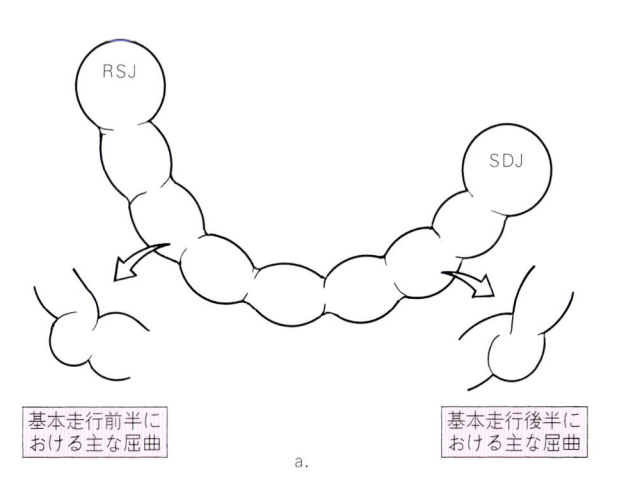

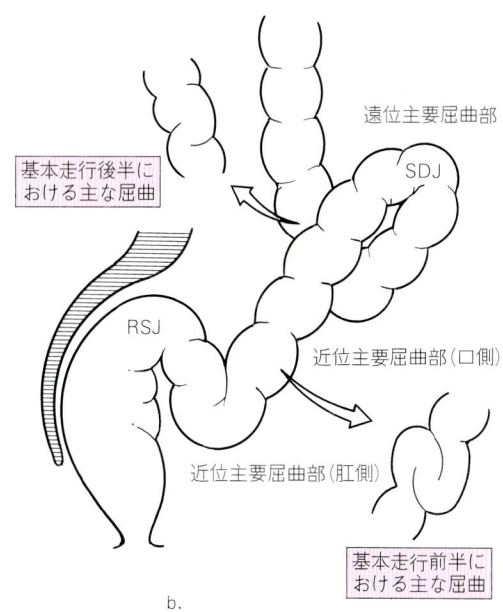

図8　S状結腸の基本走行と主な腸管屈曲
　a．頭側図：S状結腸は基本的に頭側へ走行しながら前半は腹側へ，後半は背側へ走行する．
　b．右側面図：基本走行の前半に近位主要屈曲部（肛側），中央部に遠位主要屈曲部，後半に近位主要屈曲部（口側）を有する．

(2) 主要屈曲部

図9に示すように，S状結腸における主要屈曲部は，解剖学的にRSJを含めると4ヵ所であることが多く，前述の基本走行に主要屈曲部が加わり，S状結腸の基本形状が形成される．

これらの主要屈曲部は，主にS状結腸の長さとS状結腸間膜左葉の生理的癒着が原因として形成されるため，RSJとSDJを結んだライン（RS・SDラインと略す）より頭側に1つ，尾側には肛側と口側の2つが存在することが多い．S状結腸の長さが短いほど，この屈曲部は鈍角となりS状結腸は直線化する．反対に，長くなるほど，鋭角となり挿入時に困難となる場合が多い．

<u>本書において，RS・SDラインより頭側に存在する主要屈曲部を遠位主要屈曲部と略し，RS・SDラインより尾側に存在する主要屈曲部のうち，肛側を近位主要屈曲部(肛側)，口側を近位主要屈曲部(口側)と略する．</u>

直腸において，上Houston弁を越えると，ほぼ垂直に腹側・やや頭側に走り，RSJを形成した後，尾側・やや左側(SDJ方向)へ向かう．

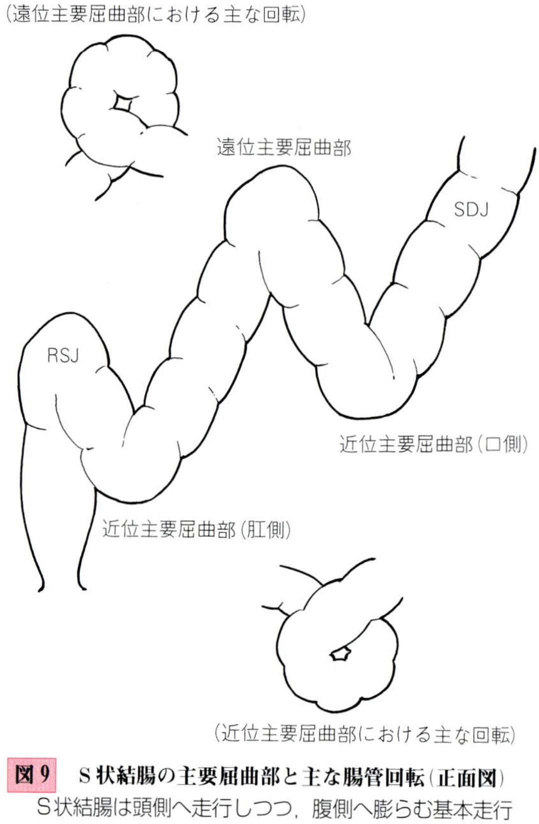

（遠位主要屈曲部における主な回転）

遠位主要屈曲部

SDJ

RSJ

近位主要屈曲部(口側)

近位主要屈曲部(肛側)

（近位主要屈曲部における主な回転）

図9 S状結腸の主要屈曲部と主な腸管回転（正面図）
S状結腸は頭側へ走行しつつ，腹側へ膨らむ基本走行に主要屈曲部が加わり，基本形状が形成される．主要屈曲部において右方向への腸管回転が加わり，変化に富むS状結腸が形成される．

そして，近位主要屈曲部（肛側）を形成した後，多くは腹側から頭側へ向かう．
　遠位主要屈曲部もRSJ同様の走行を示すが，その形状はS状結腸間膜左葉の生理的癒着が原因として形成されることが多い．
　近位主要屈曲部（口側）は近位主要屈曲部（肛側）とは反対に，背側から頭側へ向かうように形成されることが多い．近位主要屈曲部（口側）の屈曲度や位置は，とくにS状結腸の長さに影響を受け，またS状結腸間膜左葉の生理的癒着が後腹膜近くまである場合，屈曲度は鋭になり，短縮作業は困難になる．
　これ以降，同様の屈曲を繰り返しながらSDJへと続いていくことになる．ただし，近位主要屈曲部（口側）以降，RS・SDラインより尾側の屈曲部は同様に背側・左側へ走行していくことが多い．
　注腸充盈写真（写真11a，b）にみられるように，S状結腸のほとんどは，本来，RS・SDライン付近を走行しているが，二重造影撮影時（写真11a′，b′）のように送気とともに，このライン上から離れていく．送気をしていない被検者の本来のS状結腸の走行状態は注腸充盈写真に相当し，術者の送気量により主要屈曲部はRS・SDラインから離れるとともに，屈曲角度も鋭角となり挿入は困難となってくる．検査開始前より既に腸管内に空気が入っている例やS状結腸間膜左葉の生理的癒着例，内臓肥満なども原因となるが，実際には，直腸挿入時やS状結腸挿入初期の送気により，自ら挿入を困難にしている場合がほとんどである．
　送気の項において解説したように，送気量－中レベルで10秒前後送気すると二重造影写真のS状結腸に近い状態まで膨張・伸展されるため，送気量は極力抑えるよう心掛ける．

(3) 腸管の回転

　S状結腸は長くなるほど，主要屈曲部は鋭角となるとともに，腸管に回転が生じてくる場合が多い．基本的に，S状結腸は左方向への走行となるため，屈曲部において反対側への走行，すなわち，主に右方向への走行が加わると，腸管の回転が発生する．
　遠位主要屈曲部において，右方向への走行が加わると図9上図のようになり，近位主要屈曲部において，右方向への走行が加わると図9下図（ただし，口側腸管は肛側腸管の背側を走行することも多い）のようになる．
　屈曲部における回転のバリエーションは豊富であり，これへの対処が重要になってくる．これについては，「S状結腸の屈曲部における腸管の回転と挿入法」の項で詳細に述べるが，この小さなバリエーションはPULL操作を主体とした方法で，多くは図9に示すような基本形状に修正されるため，基本走行と主要屈曲部による基本形状さえ理解しておけば挿入方法は一定し，小さなバリエーションにのみ対処すればよいこととなる．
　以上の基本走行と主要屈曲部を軸として，屈曲部において回転が加わることによって変化に富んだS状結腸が形成される．

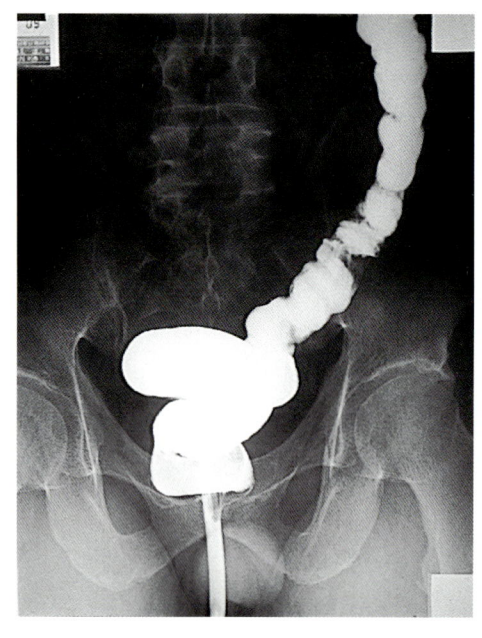

4．大腸内視鏡挿入手技

a．充盈写真（正面像） 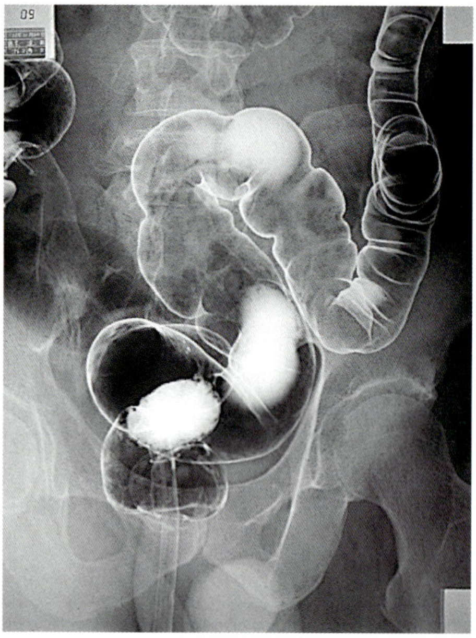　　　　　　　a′．二重造影写真（正面像）

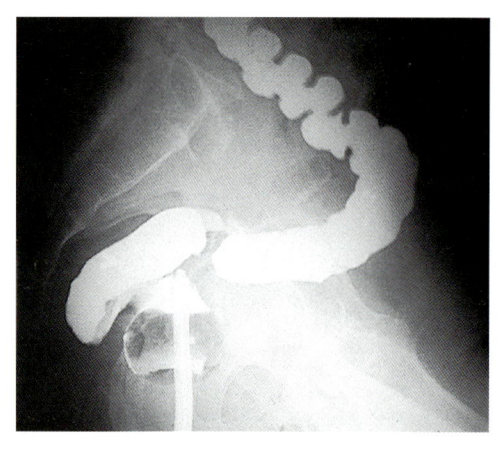

b．充盈写真（右側面像） 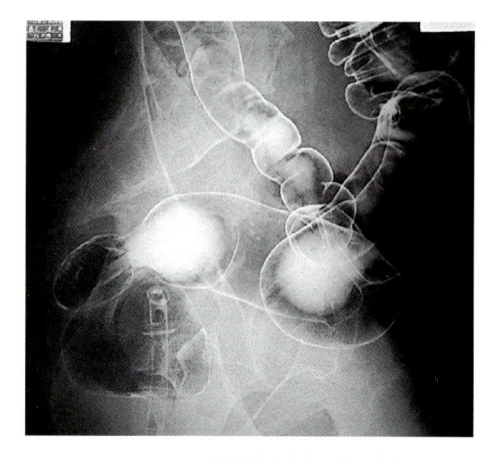　　　　　　b′．二重造影写真（右側面像）

写真11　送気によるS状結腸伸展の比較（注腸写真）
　本来，S状結腸主要屈曲部はRS・SDライン上に位置するが，送気によりRS・SDラインから離れていくと同時に鋭角になる．

5）S状結腸への基本的挿入概念

S状結腸への挿入には以下の2つの基本的概念がある．

(1) 短縮・直線化における基本的概念

RSJ（直腸・S状結腸移行部）とSDJ（S状結腸・下行結腸移行部）を結んだライン上に各屈曲部を整えていき，腸管を短縮・直線化する．

腹側へ膨らむS状結腸基本走行に対しては，背側へ短縮しながらRS・SDライン上に直線化する（図10a）．

頭側や尾側へ膨らむS状結腸主要屈曲部に対しては，各々反対側へ短縮しながらRS・SDライン上に直線化する（図10b）．

＜基本走行への挿入概念＞（図10a）

S状結腸前半は，連続する画面右方向への管腔に対して後述する右スライド法で挿入しながら，その後中央部以降は管腔が画面上または右上方向に変化するため，後述する右上回旋法で挿入することを基本とする．

これらの操作手技により，腹側へ膨らむS状結腸を背側へ短縮しながらRS・SDライン上に直線化することが，基本走行への挿入概念である．

解剖学的に，S状結腸管腔は以上のように連続するがS状結腸の長さに応じて途中に主要屈曲部が出現し，また長くなるほどその屈曲部角度は鋭角となる．したがって，主要屈曲部間の直線部分は前述の操作手技で対処しながら，途中の主要屈曲部を短縮・直線化する必要性が生じてくるが，これについては以下に解説する．

＜主要屈曲部への挿入概念＞（図10b）

RS・SDラインより頭側に位置する遠位主要屈曲部はPUSHで到達し，UPアングルで越えた後，PULL BACKによりライン上に整えるだけでさほど技術を要しないが，RS・SDラインより尾側に位置する近位主要屈曲部のうち，肛側は後述するリフト法で，口側は右上回旋法で挿入する．

これらの操作手技により，頭側および尾側へ膨らむS状結腸を，各々反対側へ短縮しながらRS・SDライン上に直線化することが，主要屈曲部への挿入概念である．

このように短縮・直線化における基本的概念とは，基本走行を背側へ，主要屈曲部を各々反対側へ短縮することにより，すべての腸管をRS・SDライン上に直線化することにある．

また，主要屈曲部においてさまざまな回転が加わるが，これに対してはPULL操作を主体とした方法で基本形状に変化させることができる．「S状結腸の屈曲部における腸管の回転と挿入法」の項参照．

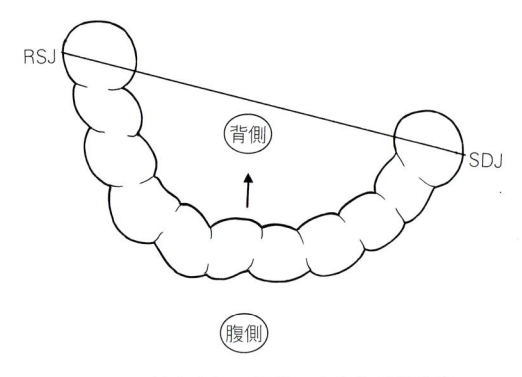

4. 大腸内視鏡挿入手技

a．基本走行の短縮・直線化（頭側図）

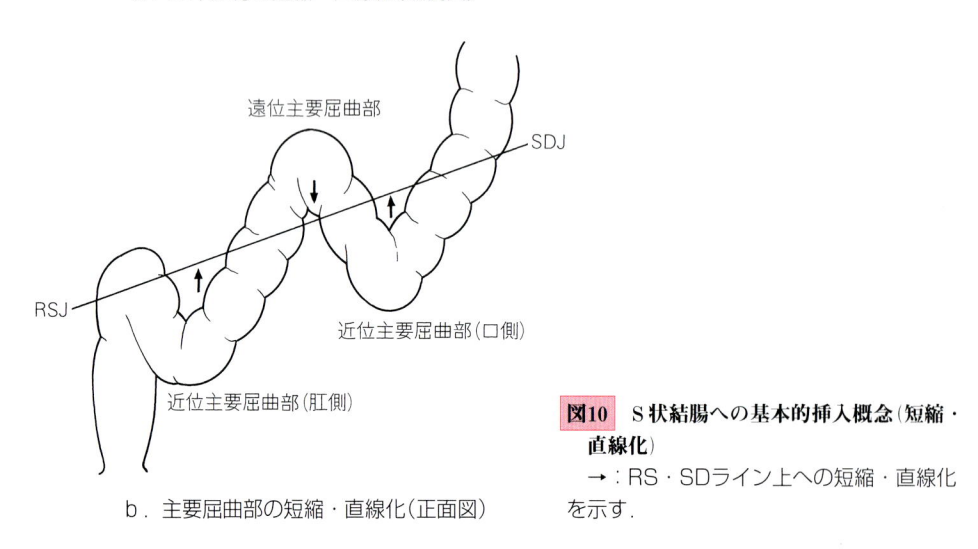

b．主要屈曲部の短縮・直線化（正面図）

図10 S状結腸への基本的挿入概念（短縮・直線化）
　→：RS・SDラインへの短縮・直線化を示す．

(2) スコープ回旋における基本的概念

　RSJとSDJを結んだライン上を，スコープはRSJ挿入時より必ず約70度右回旋でSDJに到達する（図11）．

　図11のように腹腔内を尾側よりみた場合，RSJを円の中心とすると，SDJは約70度右に位置するため，RSJを越えたスコープはRSJを中心として約70度右回旋すればSDJに到達することになる．つまり，この約70度の角度の中で，スコープの左右回旋を繰り返しながら，短縮・直線化における基本的概念を実践することによって腸管を短縮・直線化し，最終的に必ず約70度右回旋した状態でSDJに到達するということである．ただし，途中の右回旋はひとつの屈曲部の短縮が済めば，なるべく元に戻すように心掛ける．

　このように，S状結腸の挿入は，以上の2つの基本的挿入概念を同時に行いながら，短縮・直線化を進め，スコープ先端がSDJに到達することである．

　とくに初心者においては，送気により，本来RS・SDライン上にあったS状結腸主要屈曲部がラインより離れてしまい，PULL BACKだけで近位主要屈曲部に到達できずに，最終的にPUSHで到達しようとするために，遠位主要屈曲部が頭側や腹側に過伸展し，大き

5）S状結腸への基本的挿入概念

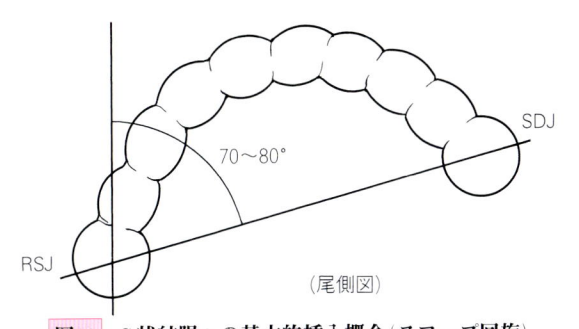

図11 S状結腸への基本的挿入概念（スコープ回旋）
スコープ先端は，検査開始時より70〜80度右回旋によりSDJに達する．

なループを形成している場合が多い．

　図10bに示した屈曲部のうち，遠位主要屈曲部への到達はRSJより頭側の位置にあるため，PUSH操作のみとなりさほど困難ではないが，近位主要屈曲部（とくに口側）の越え方が難しい場合が多く，S状結腸の挿入においてこの屈曲部の短縮が最も重要となってくる．近位主要屈曲部へのPULL操作による到達は数mmの距離のために届きにくい場合も多く，直腸において送気をすると，簡単にS状結腸まで空気が流れ，近位主要屈曲部の短縮を困難にしてしまう．直腸の挿入において，既にS状結腸の挿入が始まっていることを常に念頭に置くように心掛ける．

6）S状結腸における基本的挿入手技

　S状結腸において，RS・SDラインより頭側に位置する遠位主要屈曲部に対しては，ニュートラルに近いアングルのままPUSH操作で越えるため手技としてはさほど難しくない．RS・SDラインより尾側に位置する近位主要屈曲部をいかに越えていくかが重要であり，さまざまな操作手技が必要となってくる．

　以下に各屈曲部に対する挿入手技を解説するが，画面右上から挿入する右上回旋法の使用頻度が最も多く，また他の方向の場合はなるべく画面右上に転換させて（S状結腸の屈曲部における腸管の回転と挿入法の項参照）挿入する．

(1) 右スライド法（画面右方向への挿入手技）(図12, 写真12)

　S状結腸挿入の前半や主要屈曲部間の腸管の短縮に使用する．すなわち，腹側へ膨らむS状結腸前半を背側方向へ短縮し，RS・SDライン上に直線化する場合に使用することが多い．

　S状結腸最初の近位主要屈曲部（肛側）をDOWNアングルで越えると，ニュートラルに近い状態（ややUPぎみ）のスコープ先端は腹側に向かっており，管腔は右に存在するため，PULL操作と右トルクでスコープの位置を保持しながら，RIGHTアングルのみでスライドさせるように腹側ヒダを越えていく方法である．決してPUSH操作で粘膜を滑らせて屈曲部を越える方法ではない．このように，画面右方向に連続して展開する管腔へ，腹側ヒダをスライドしながらRIGHTアングルで挿入しつつ，腹側へ膨らむS状結腸を，近位側（RSJ付近）から順に背側へ短縮・直線化する．

　具体的には，ややUPぎみのアングルをニュートラルに戻しつつ，PULL操作を加えることにより，画面にはぎりぎり接触しない程度の腸管粘膜（腹側壁粘膜）まで近づける．この粘膜とスコープ先端の間隔は，右トルクによるスコープの前進力とスコープの抜去によるPULL操作のバランスで保持する．この距離を保ちながらRIGHTアングル操作を続けていき，必ず右に存在する進行方向へ粘膜を滑っていくと，一気に管腔が開けるためPUSHで挿入する．この操作の特徴はRIGHTアングル操作が主体であり，後述する右上回旋法とは異なる点はほとんど右回旋を使わないことである．

　また，右スライド法の場合，腸管はPUSH時にRSJ付近から順に背側へ短縮・直線化されるが，後述する右上回旋法では，回旋時に腸管が短縮・直線化される．

　画面右方向の進行屈曲部までやや距離があり，前述の右スライド法ではスコープ先端が屈曲部に届かない場合は，右回旋により進行屈曲部に近づけるとともに画面上方向に移動するため，UPアングルで越える．

6）S状結腸への基本的挿入手技

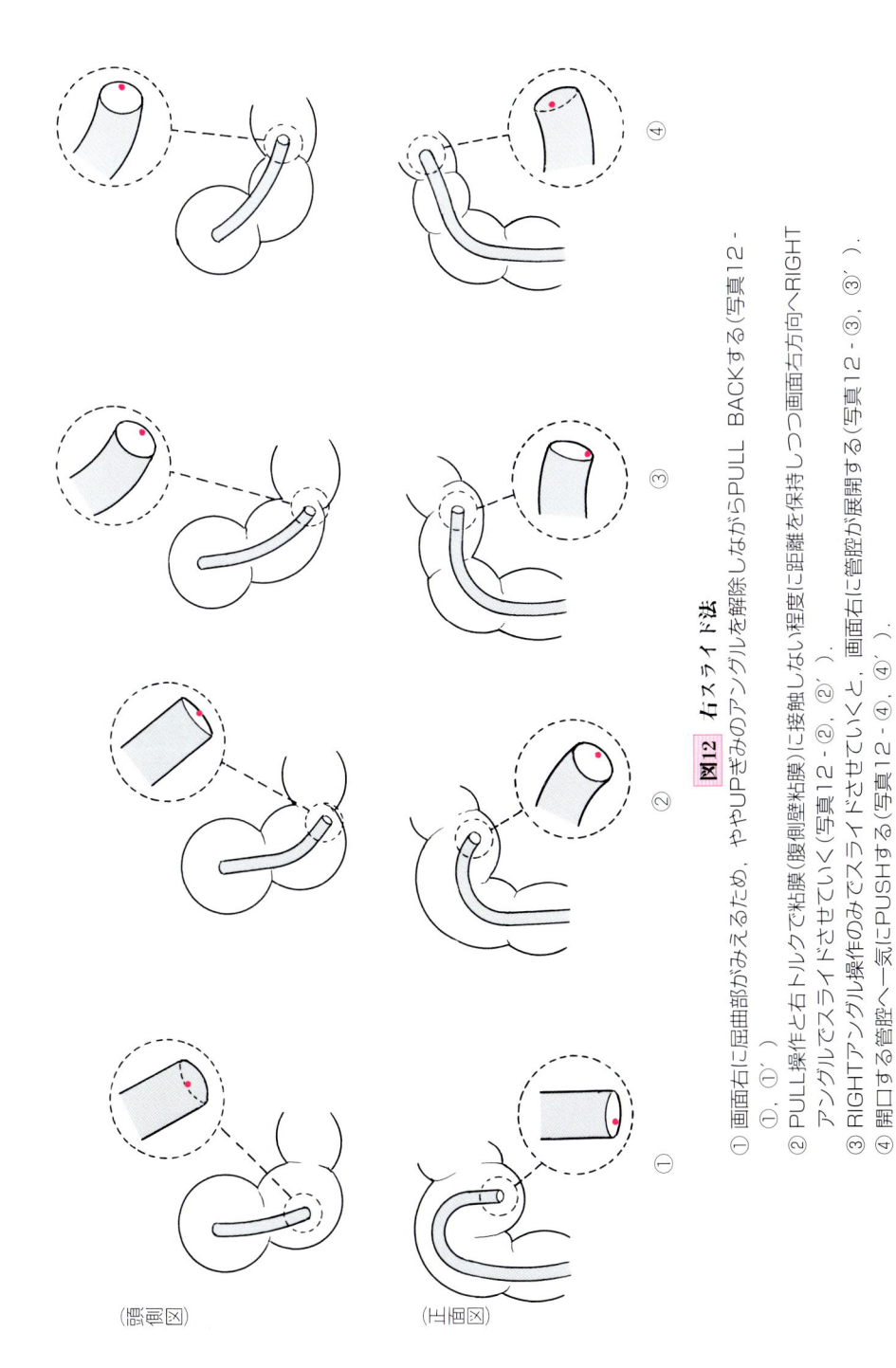

図12 右スライド法

① 画面右に屈曲部がみえるため、ややUPぎみのアングルを解除しながらPULL BACKする（写真12-①、①'）。
② PULL操作と右トルクで粘膜（腹側壁粘膜）に接触しない程度に距離を保持しつつ画面右方向へRIGHTアングルでスライドさせていく（写真12-②、②'）。
③ RIGHTアングル操作のみでスライドさせていくと、画面右に管腔が展開する（写真12-③、③'）。
④ 開口する管腔へ一気にPUSHする（写真12-④、④'）。

4. 大腸内視鏡挿入手技

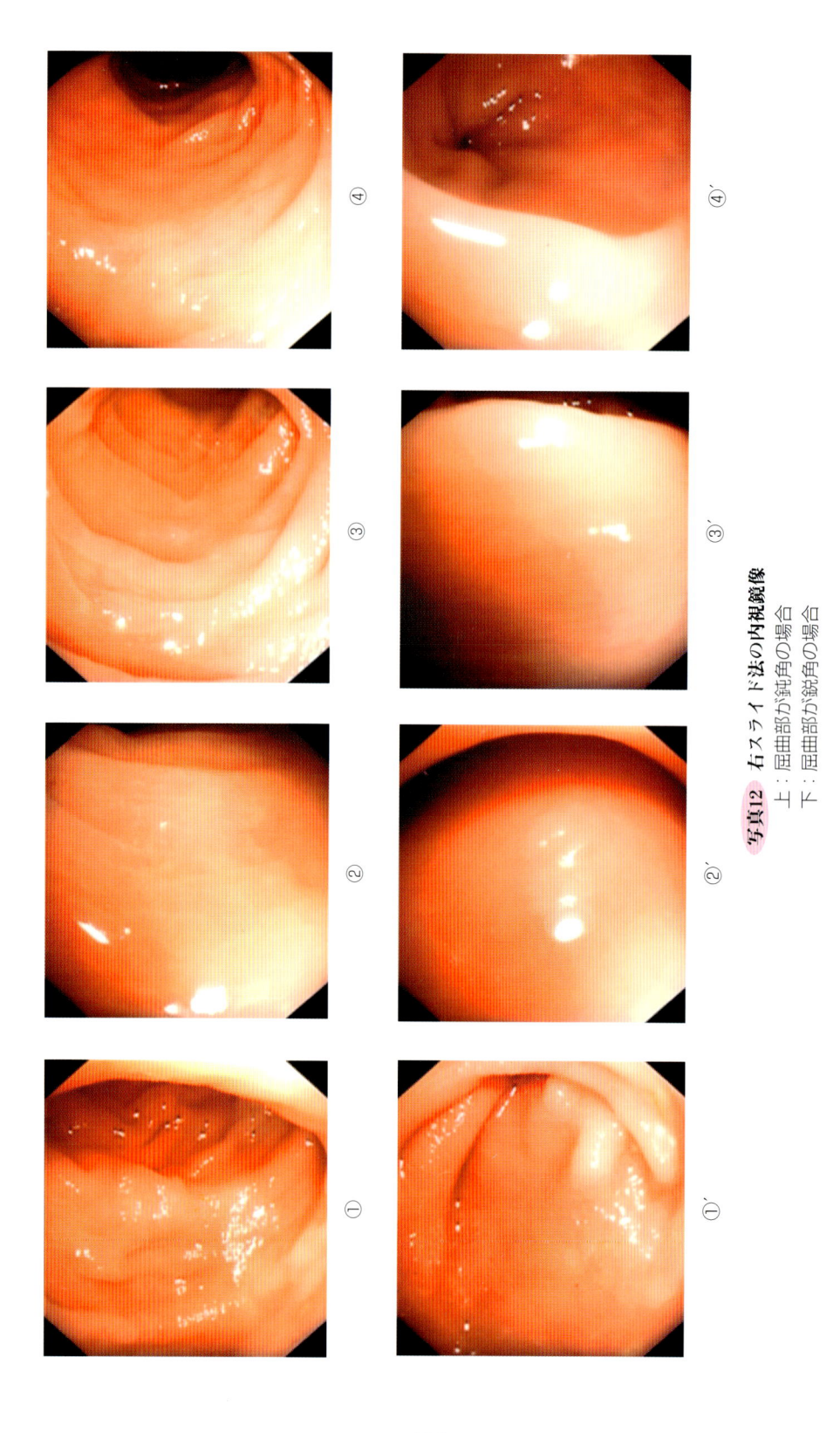

写真12 右スライド法の内視鏡像
上：屈曲部が鈍角の場合
下：屈曲部が鋭角の場合

(2) 右上回旋法（画面右上方向への挿入手技）（図13，写真13）

　S状結腸挿入中，最も多く使用する操作手技であり，S状結腸挿入の後半に使うことが多い．とくに技術を要する近位主要屈曲部（口側）やSDJの挿入時には必ず使用する．

　S状結腸中央部以降は背側へ向かいながら頭側へ走行するため，管腔は画面上または右上に展開することが多い．UPアングル状態のまま画面上方向の管腔へ挿入するにはPUSH操作以外にないが，PUSHすると過伸展の原因になる．したがって，PUSH操作による頭・腹側へ伸展するベクトルを，右回旋により進行方向へ変換させてスコープの前進力とし，画面右上方向へ挿入する方法である．

　右トルクによるPULL操作を加えると，画面2時に位置するスリット状の進行屈曲部はわずかに開口してくる．UPアングルを戻しながらRIGHTアングル操作を行い，PULL操作と右回旋を同調させながら開口する屈曲部へ挿入していく．PULL操作とともに，RIGHTアングル操作後やや戻しぎみにしたUPアングルを再び強めにして，右回旋によるスコープの前進力で挿入する．このとき，PULL操作により屈曲部は開口し，右回旋によりスコープは前進する．スコープを進めるのは右回旋による前進力のみであり，絶対にPUSH操作を加えない．管腔に挿入されるとUPアングルをやや解除するが，このときにはじめて右トルクでPUSHする．スコープの直線化確認分だけ右トルクのまま少しPULL BACKし，スコープを小刻みに前後に動かしてスコープの追従性を調べる．これにより右手にスコープのフリー感（スコープが直線化していると手元の微妙な動きを先端まで確実に伝えることができる）が伝われば，速やかに左回旋でややPUSHぎみにスコープをニュートラルに戻す．

　このようにUPアングル状態にあるスコープを，PULL操作とともに右回旋により前進させながらアングルを解除しつつ，直線化する．この一連の手技により，頭側と尾側の主要屈曲部（口側）が同時にRS・SDライン上に直線化される．

(3) リフト法（画面下方向への挿入手技）（図14，写真14）

　この手技は近位主要屈曲部（肛側）に対して使用する場合が多い（ただし脾彎曲部に使用することも多い）．

　UPアングルになっているアングルノブをDOWNアングルへと変えながら，スコープ先端で屈曲部を頭側へ持ち上げる（リフト）ように挿入する．

　UPアングル状態により画面上下は逆になるため，実際にはLIFT UPするように腸管壁を頭側へ持ち上げているが，モニター画面では画面下のヒダを押し下げているようにみえる．

　具体的には，スコープ先端を画面下にみえるスリット状の屈曲部方向へPULL操作で近づけていき，DOWNアングルで潜り込ませるように挿入する．画面下の屈曲部ヒダを，スコープ先端で持ち上げていくようにDOWNアングルへ変えていくと，やがて画面上方向から管腔が展開してくるので，ニュートラル状態のアングルのままPUSH操作で挿入する．

4. 大腸内視鏡挿入手技

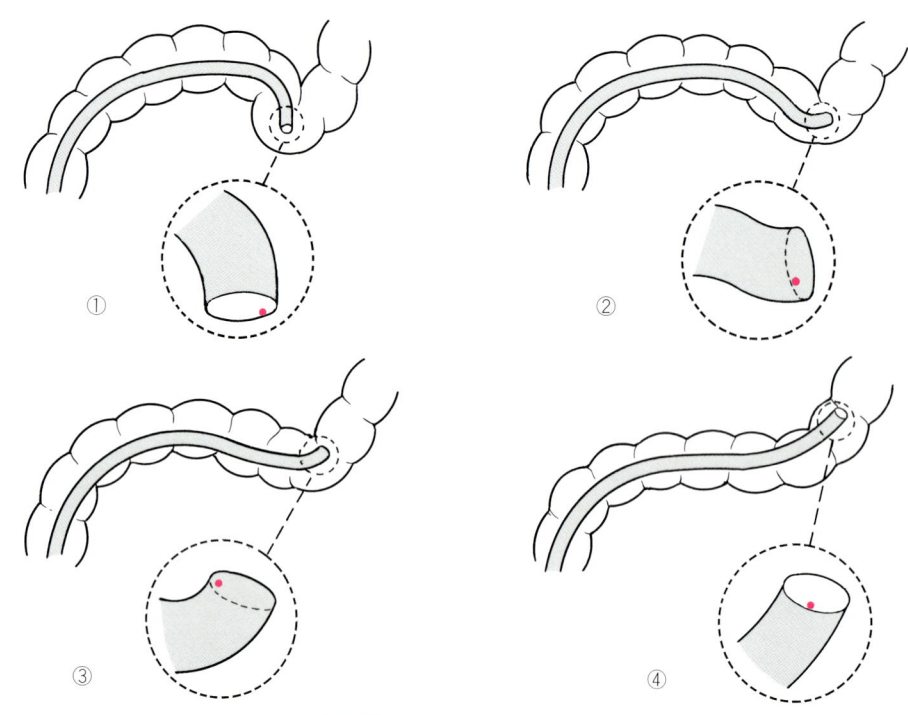

図13 右上回旋法（正面図）

① 画面右上の屈曲部をPULL操作により開口させ，右回旋によりスコープを前進させる（写真13-①）．
② わずかに開口する屈曲部へUPアングルを解除させながらRIGHTアングルを行う．右トルクによるPULL操作は持続している（写真13-②）．
③ 右回旋のまま画面の上に移動した屈曲部に対して再びUPアングルを強める（写真13-③）．
④ 開口した管腔へUPアングルを解除しながら右トルクでPUSHする（写真13-④）．

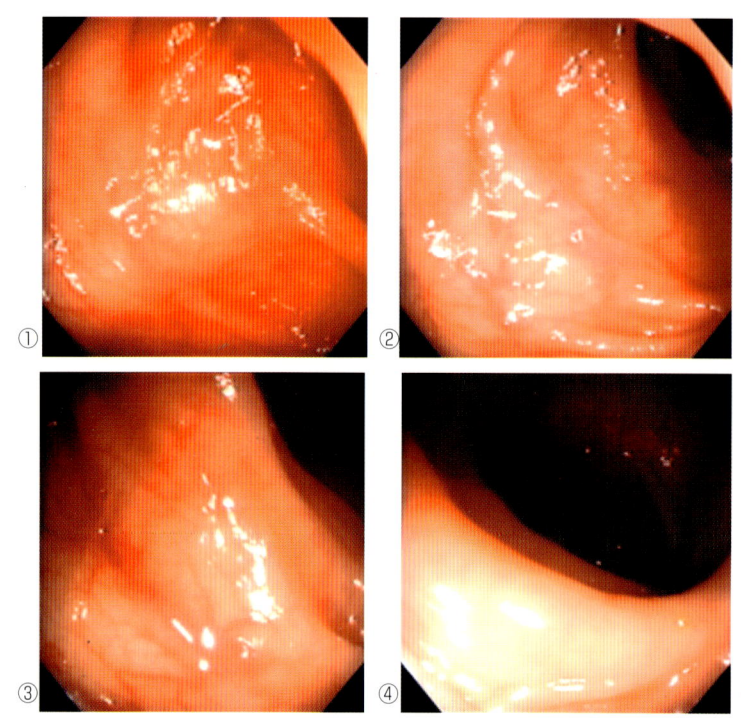

写真13 右回旋法の内視鏡像

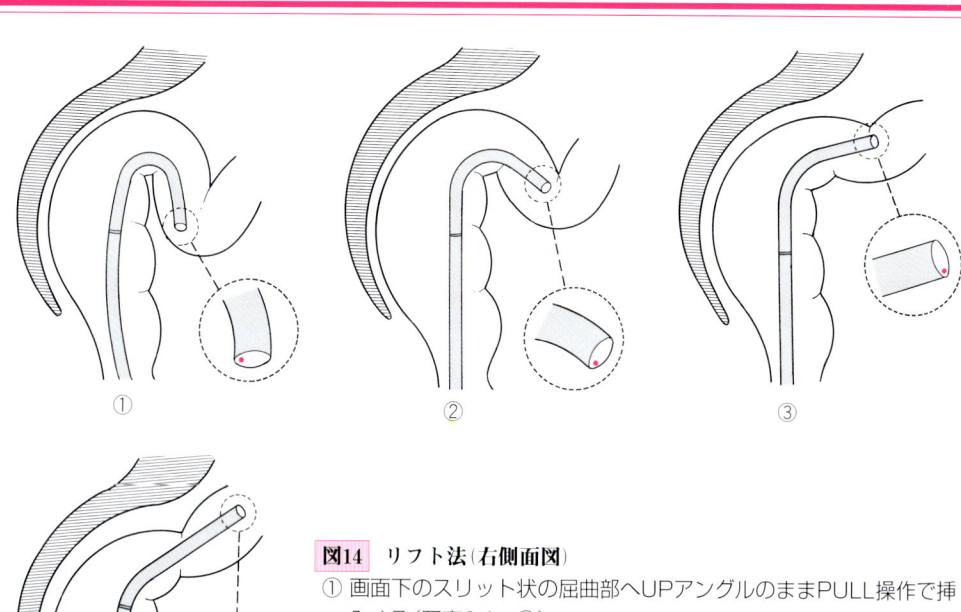

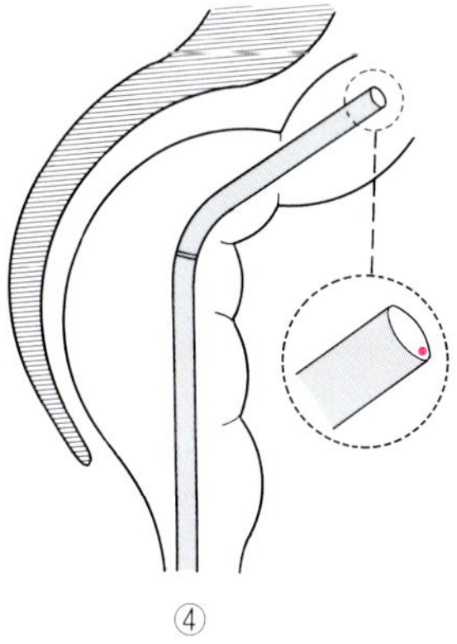

6）S状結腸への基本的挿入手技

図14 リフト法（右側面図）
① 画面下のスリット状の屈曲部へUPアングルのままPULL操作で挿入する（写真14 - ①）．
② PULL操作のまま画面下の屈曲部頭側を持ち上げる（リフト）ようにDOWNアングルをかけていく（写真14 - ②）．
③ PULL操作のままDOWNアングルをかけていくと，画面上方向から管腔が展開する（写真14 - ③）．
④ ニュートラルアングルにすると同時に開口した管腔へPUSHで挿入する（写真14 - ④）．

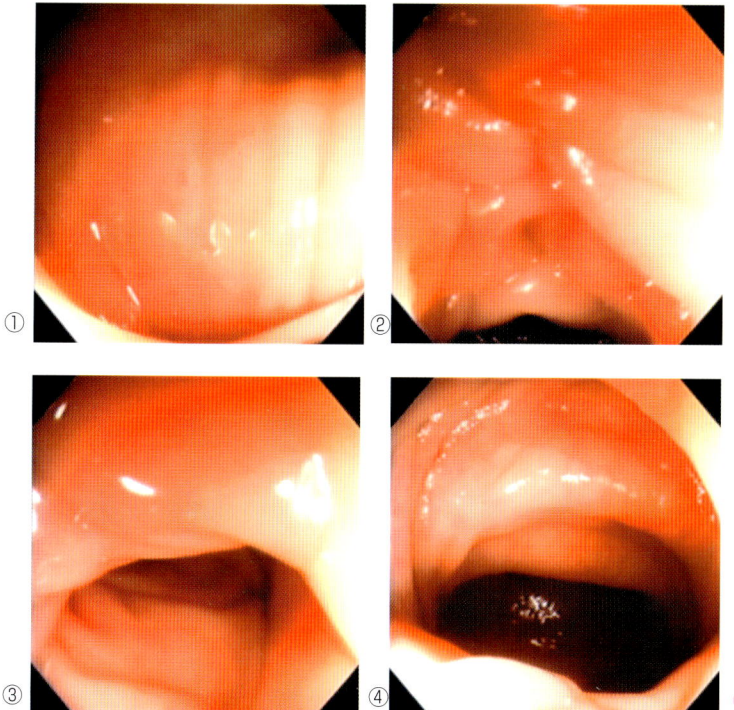

写真14 リフト法の内視鏡像

37

4. 大腸内視鏡挿入手技

　この挿入手技はPULL操作のみであるため屈曲部まで距離がある場合は使用できない．その場合，右回旋によるスコープの前進力を使用する右上回旋法（または右スライド法）による挿入法に変更せざるを得ない．

(4) 画面上方向への基本的挿入手技
　＜ニュートラルアングル状態の場合＞（図15）
　Ｓ状結腸前半の小さな屈曲部に対して使用することが多い．
　ニュートラルアングル状態で，屈曲部が画面上方向にみえる場合，屈曲部がモニター画面の上方向にわずかにみえる状態まで画面正面の粘膜にぎりぎりまで近づけ，UPアングルをかけながら軽い右トルクでPULL操作を行うと，スコープ先端は自然と屈曲部内に挿入される．この場合のUPアングルは70％前後の力とする．PULL操作を止めると同時にアングルを解除していくと，次の頭側へ走行する腸管の管腔が展開し始めるため，軽くPUSH操作を加える．この一連の操作手技により２つの屈曲部は同時に短縮・直線化される．
　＜UPアングル状態の場合＞（図16）
　UPアングル状態のため，画面上方向にみえている進行方向へはPUSHでしか挿入できず，過伸展やループ形成の原因となる．したがって，スコープの前進力をPUSH操作以外の操作に頼らなければならない．つまり，右回旋により頭・腹側へのベクトルを進行方向へ変換させてスコープの前進力とする挿入法，すなわち，前述の右上回旋法で挿入する．
　本来，右回旋により画面は反時計方向に回転するが，UPアングル状態で進行屈曲部が画面上方向にある場合のみ，右回旋（トルク）と同時に強めのPULL操作を瞬間的に加えると時計方向に回転することが多い(図16)．このようにして進行屈曲部を画面右上に移動させ，右上回旋法で挿入する．なるべく画面２時方向に固定するのが挿入しやすく，最終的な画面２時方向への微調整はPULLぎみの右回旋で行う．
　進行屈曲部まで距離がある場合は，画面上方向に位置する管腔をPULL操作と左トルクを同調させてゆっくり引き寄せると，画面右上に移動する（Ｓ状結腸の屈曲部における腸管の回転と挿入法の項参照）．
　以上の方法で短縮できない場合は，UPアングルとPUSH操作で越えてから右回旋でPULL BACKして短縮する．

(5) 画面左方向への基本的挿入手技
　左方向の管腔へ挿入した場合，すぐに右方向へ管腔が展開することが多く，ほとんど一時的な緩やかな屈曲のため，LEFTアングル操作のみで越えることができる．
　屈曲部が強い場合はPULL操作を繰り返し，画面右または下に移動させて（Ｓ状結腸の屈曲部における腸管の回転と挿入法の項参照），右スライド法またはリフト法で挿入する．
　一時的な緩やかな屈曲部の場合はわずかに開口するが，鋭角の主要屈曲部はスリット状に閉じていることが多い．

6）S状結腸への基本的挿入手技

（正面図）

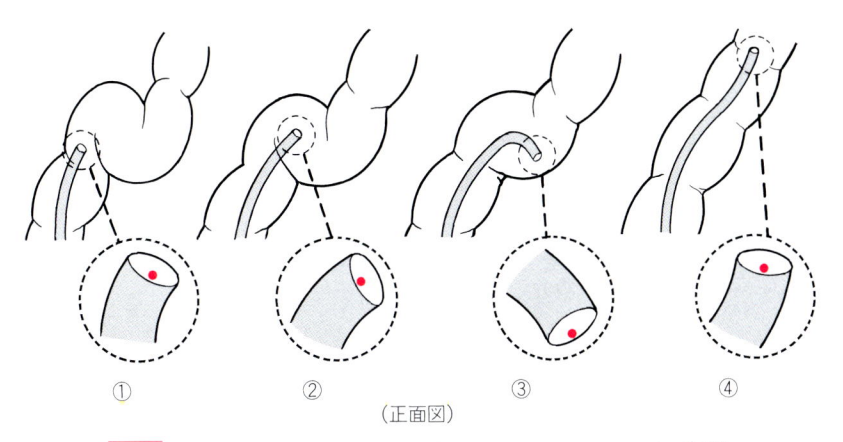

図15 画面上方向への基本的挿入手技（ニュートラルアングル状態）
① ニュートラルアングルに近い状態で画面上方向に屈曲部がみえる場合，次の腸管は尾側へ屈曲し，再び頭側へ屈曲することが多い．
② 画面上方向の屈曲部がモニター画面から外れるまで，前方の粘膜にPUSHで近づく．
③ 軽い右トルクでPULL BACKしながらUPアングルをかけていくと，スコープは屈曲部内に挿入される．
④ PULL操作を止めると同時にUPアングルを解除しながらPUSHする．これら一連の操作手技で2つの連続する屈曲部が短縮・直線化される．

右回旋と同時に瞬間的な強めのPULL操作 → ⇨ 右上回旋法で挿入

（正面図）

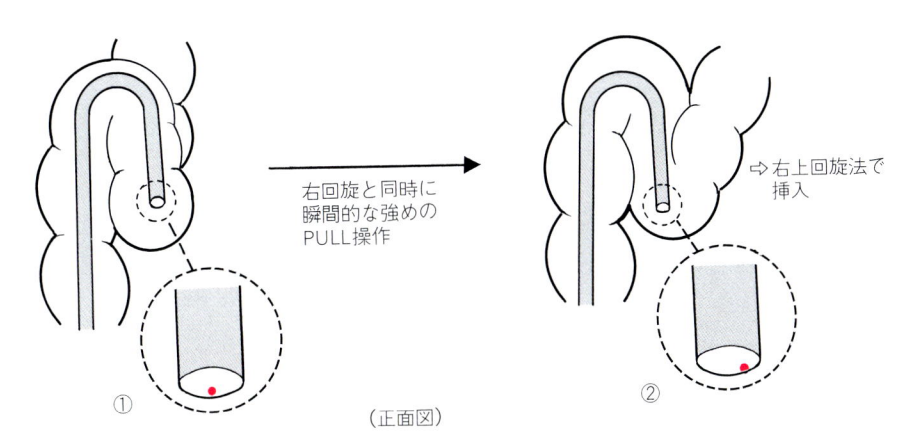

図16 画面上方向への基本的挿入手技（UPアングル状態）
① UPアングルで進行方向は画面上方向にある．すなわち，次の口側腸管は背側にある．
② 相対的に次の腸管が腹側に移動し，進行方向は画面右上に転換する．この後，右上回旋法で挿入する．

39

7）S状結腸への挿入

　仰臥位のままニュートラル回旋で挿入し最終的に70度右回旋でSDJに到達するようにS状結腸を短縮・直線化すれば，各ポイントにおけるレンズ位置は自ずと決定し，画面に展開する次の進行方向も予想しやすい．基本走行および主要屈曲部におけるスコープの向きと回旋状態を図17，図18に示す（赤丸がレンズ位置，画面12時の位置）．

　S状結腸は，RSJからSDJに向かって頭側へ走行しながら，中央までは腹側へ，それ以

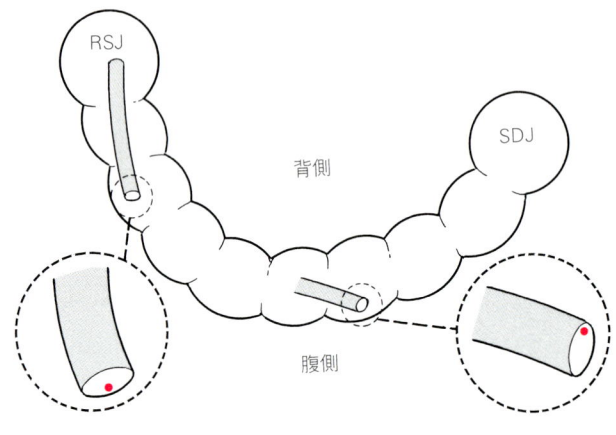

図17　S状結腸の基本走行におけるスコープの向きと回旋状態（頭側図）
　S状結腸の基本走行（主要屈曲部間の腸管）におけるスコープレンズは，S状結腸の基本走行の前半では尾側に位置し，後半では背側に位置する．

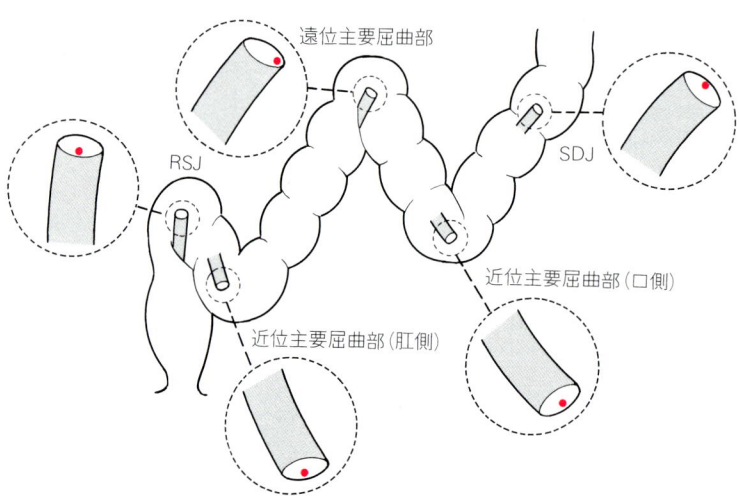

図18　S状結腸の主要屈曲部におけるスコープの向きと回旋状態（正面図）
　S状結腸の主要屈曲部におけるスコープレンズの位置
　RSJ－腹側
　近位主要屈曲部(肛側)－背側
　遠位主要屈曲部－腹側やや左
　近位主要屈曲部(口側)－背側やや頭側
　SDJ－背側

40

降は背側へ走行するのを基本とする．したがって，管腔は中央部までは画面右に連続し，中央部以降は画面右上に連続することが多くなる．S状結腸が長くなるほど，途中に鋭角の主要屈曲部が出現するが，近位主要屈曲部(肛側)は画面下に，遠位主要屈曲部は画面上に，近位主要屈曲部(口側)は画面右上に展開することが多い．

　S状結腸への挿入とは，主要屈曲部間の直線部分，すなわちS状結腸全般の連続する基本走行の管腔に対処しながら，途中に出現する主要屈曲部を短縮・直線化することである．

(1) 近位主要屈曲部（肛側）への挿入

　UPアングルでRSJからS状結腸に挿入し，PULL操作を行うことにより近位主要屈曲部(肛側)に到達する．このとき，スコープ先端は図19-①のようになっている．スコープはUPアングルになっているため，先端部は上下が逆になり，画面12時の位置が被検者の背側で，6時の位置が腹側になる．

　近位主要屈曲部(肛側)の口側腸管は頭側・腹側へ走行するため，管腔は画面6時方向にみえてくる．

　したがって，進行屈曲部が画面下にある場合，図19-②，③のように，現在UPアングルになっているアングルノブをDOWNアングルへと変えながら挿入する．すなわち，画面下方向へのリフト法で挿入する．

　口側腸管がやや左へ走行する場合も多く，その場合は進行屈曲部が画面右方向にみえるため，右スライド法で挿入し，そのまま基本走行(前半)の挿入に連続していくことになる．

　また，進行屈曲部が画面下にみえてもPULL操作では届かず，リフト法で挿入できない場合がある．その場合は，LEFTアングルを併用するか(「RSJへの挿入」の項参照)，腸管内の空気を吸引しつつ右トルクによるPULL操作により，画面下にある進行方向を画面右に移動・固定させ，画面右方向への右スライド法で挿入する．またはPULL BACKしながら，より右回旋させると，画面右上に移動するとともに管腔が近づいてくるため，画面右上方向への右上回旋法で挿入する．

　進行方向が画面左にみえる場合は，右トルクによるPULL操作で画面下に移動させ，リフト法で挿入するか，上記に準ずる．

　スコープがニュートラル状態であれば，解剖学的に画面上方向にみえてくることはなく，画面上方向にあるということは，スコープにニュートラル以外の捻れが生じていると思われる．

　このように，UPアングル以外のアングル操作，すなわちDOWNアングルによるリフト法で越えるか，それで越えることができない場合は，進行方向を画面右に固定させ右スライド法で挿入するか，もしくは画面右上へ移動させた管腔に右上回旋法で挿入するということが重要である．PUSH操作は，挿入時に使用したアングルを解除し始めた瞬間に右回旋で開始する．

41

4. 大腸内視鏡挿入手技

（正面図）　（右側面図）

①

（正面図）　（右側面図）

②

（正面図）　（右側面図）

③

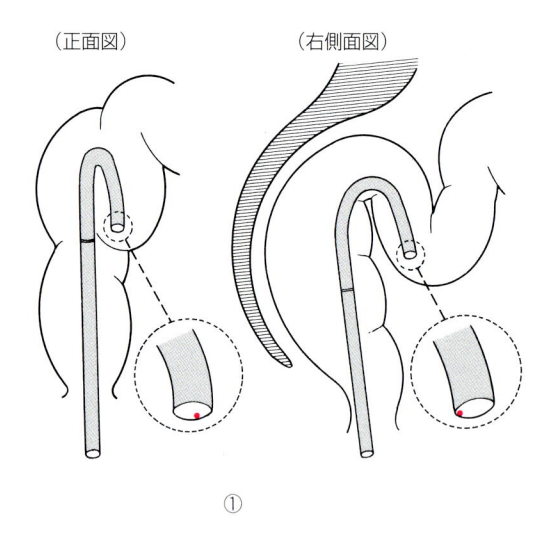

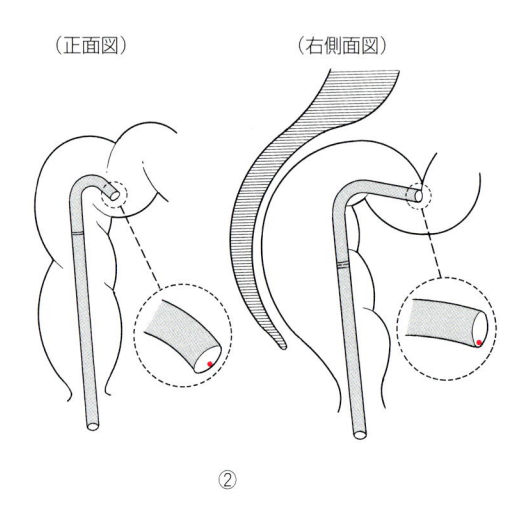

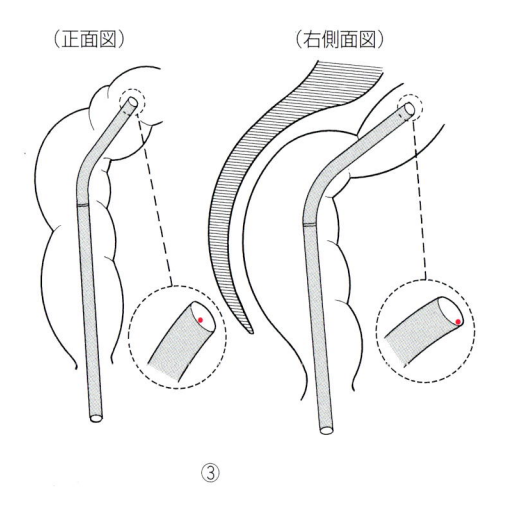

図19　S状結腸近位主要屈曲部（肛側）への挿入法（リフト法参照）

① RSJを越えた後，スコープ先端はUPアングルになっており，頭側・腹側へ走行する口側腸管は画面下にみえる．
② PULL操作のままDOWNアングルをかけると画面上方向から管腔が展開する．
③ 近位主要屈曲部（肛側）が短縮されると同時にスコープ先端はニュートラル（または軽いUP）アングル状態になる．この後，S状結腸の基本走行（前半）において（図20a），右スライド法で短縮しながら遠位主要屈曲部に到達する．

7）S状結腸への挿入

　以上の操作により，近位主要屈曲部（肛側）を越えると，スコープ先端は軽いUPアングル状態またはニュートラルに近い状態で腹側を向いている．この状態で基本走行（前半）の挿入へと続いていく．

(2) 基本走行（前半）への挿入

　スコープ先端は図17左端のようになっており（赤丸がレンズ位置，画面12時の位置），RSJで屈曲しているため，画面12時の位置が被検者の尾側で，6時の位置が頭側になる．S状結腸は腹側・左方向へ走行するため，管腔は画面右方向にみえてくることが多い．したがって，図20aのようにS状結腸中央部までは，腸管腹側のヒダをスライドさせていくと，管腔が画面右方向にみえてくるため，画面右方向への右スライド法で挿入する．S状結腸中央部までは，主に右スライド法によって，腹側へ膨らむ腸管を近位側（RSJ付近）から順に背側へ短縮・直線化していくことになる．

　S状結腸前半は，腹側へ膨らみつつ頭側へ走行しながら遠位主要屈曲部へ続いていく

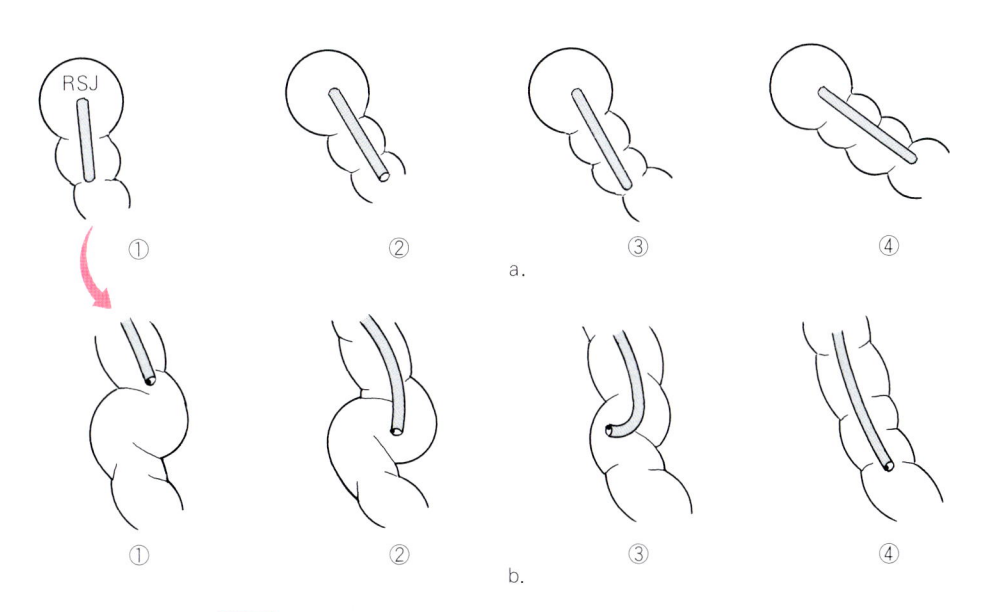

図20　S状結腸の基本走行（前半）における挿入法（頭側図）
a．S状結腸中央部までの基本的挿入法
① 腹側ヒダを右スライド法で越える（図12参照）．
② やや右トルクでPUSHし，背側ヒダをRSJ付近より順に短縮していく．
③ 再び腹側ヒダに接触するため右スライド法で越える（図12参照）．
④ PUSHとともに背側ヒダを肛側より順に短縮していく．
b．基本走行（前半）における小屈曲への挿入法
① 基本走行（前半）の小屈曲は画面12時に位置するようにスコープを回旋させる．
② 画面上方向の進行屈曲部がモニター画面から外れるまで前方の粘膜にPUSHで近づく．
③ UPアングルをかけながら軽い右トルクでPULL操作を行うと，屈曲部内に挿入される．
④ PULL操作を止めながらアングルを解除しつつPUSHする．

4. 大腸内視鏡挿入手技

が，途中の直線部分にはさまざまな屈曲が加わる．頭側への走行に逆行する方向，すなわち尾側への走行が加わると腸管は屈曲する（ただし，すぐに再び屈曲して頭側へ走行することが多い）ため，図20bのような屈曲が多く，画面上方向にみえることが多い．画面上方向への基本的挿入手技（ニュートラルアングル状態）により屈曲部を短縮・直線化する．

屈曲部が画面上方向以外の場合は，後述する管腔保持回旋法により上方向へ移動させるとともに同様の操作手技を行う．このように，基本走行前半においては，極力送気を抑えながら小刻みなPUSHを行いつつ，小さな屈曲部は必ずUPアングルで越えると同時にPULL操作を加える．

解剖学的に，管腔は右（または右上）方向へ連続し，左や下方向への管腔は少なく，その方向への管腔は一時的であり，アングル操作とPULL操作で直線化する．つまり，左方向に管腔がみえる場合は，スコープ先端が腸管背側ヒダに接触しているためであり，LEFTアングル操作のみで管腔中央に戻すと，すぐに右方向に管腔が展開する．

以上のように，画面上方向への基本的挿入手技（ニュートラルアングル状態）により，途中に出現する小さな屈曲部を直線化しながら，右スライド法により基本走行（前半）を背側へ短縮していくと，やがて遠位主要屈曲部に到達する．

(3) 遠位主要屈曲部への挿入

S状結腸基本走行前半を，右スライド法により短縮・直線化していきながら，アングルをニュートラルに戻しつつ，少し右回旋しながら遠位主要屈曲部に到達する．

遠位主要屈曲部の屈曲は，基本走行前半の小さな屈曲部よりも急峻であり，画面ではスリット状にみえることにより他の屈曲部と区別できる．

図21-①のように，遠位主要屈曲部の口側腸管は尾側・腹側・やや左へと走行することが多く，進行方向は画面右上にみえてくる．やや右回旋すると画面は反時計方向に回転するため，進行方向を画面上方向にくるように調整し，UPアングルで越えた後，腸管の腹側への膨らみを右回旋で抑えながらPULL BACKし，尾側・背側へ短縮する．

スコープ先端は40°前後右回旋したUPアングル状態でRS・SDラインより尾側へ移動し，図21-②のようになる．この状態で中央部以降，頭側・背側方向へ走行する基本走行後半（途中に近位主要屈曲部（口側）を経験する）を右上回旋法で短縮していくが，直接，近位主要屈曲部（口側）に到達することも多い．

(4) 基本走行（後半）への挿入

画面12時の位置が被検者の背側になり，またS状結腸は中央部以降，頭側・背側方向へ走行するため，管腔は画面右上方向にみえてくる．したがって，図22aのように，中央部以降は画面右上方向にみえてくる管腔に対して右上回旋法で挿入する．近位主要屈曲部（口側）は，短縮作業の初期に経験するが後半の場合もある．S状結腸後半は，頭側・背側へ走行しながらSDJへ続いていくが，途中の直線部分にはさまざまな屈曲が加わる．頭側への走行に逆行する方向，すなわち尾側への走行が加わると腸管は屈曲するため，図22b

7）S状結腸への挿入

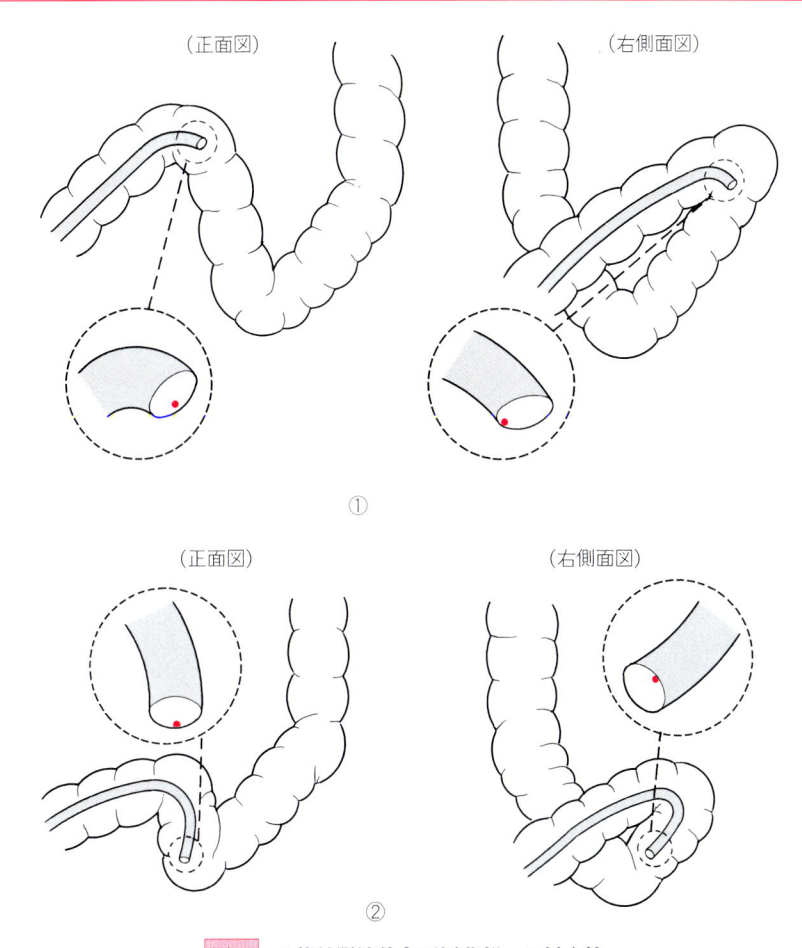

（正面図）　　　　　　　　　　　　（右側面図）

①

（正面図）　　　　　　　　　　　　（右側面図）

②

図21　S状結腸遠位主要屈曲部への挿入法
① S状結腸の基本走行（前半）を右スライド法（図12参照）で短縮していくと，画面右上に
　みえるスリット状の遠位主要屈曲部を軽い右回旋とUPアングルで越える．
② UPアングルのまま右回旋でPULL BACKし，遠位主要屈曲部を短縮する．この後，
　S状結腸の基本走行（中央部以降）において（図22a），右上回旋法で短縮しながら近位
　主要屈曲部（口側）に到達する．または，直接近位主要屈曲部（口側）に到達する．

のような屈曲が多く，画面右上にみえることが多い．これらの屈曲部を右上回旋法で挿入するが，屈曲部を越えた後も右トルクによるPULL操作で直線化する．基本走行後半における屈曲部の直線化は，前半と異なりPULL操作に右トルクを伴う．屈曲部を越えた後も，右回旋しながらスコープを完全に挿入し（管腔保持回旋法の項参照），スコープのフリー感により腸管が直線化したのを確認してから，速やかに左回旋によりスコープを元に戻すようにするが，完全に腸管が直線化していない状態で戻しが早いとNループになり，抜去してしまう場合があるので気をつける．このときのコツとしては，ややPUSHぎみに左回旋すると，腸管の直線化を保ったまま抜けずにスコープを元に戻すことができる．このように，S状結腸後半は右上回旋法で挿入するが，なるべく送気を抑え，極力，短い至適距離で挿入していく．

4. 大腸内視鏡挿入手技

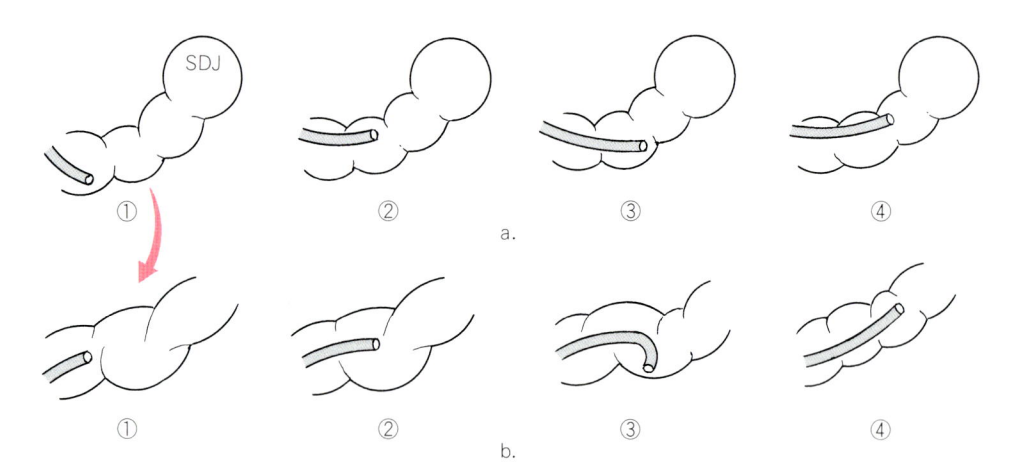

図22 S状結腸の基本走行（後半）における挿入法（頭側図）

a．S状結腸中央部以降の基本的挿入法
① 頭側・背側へ走行する屈曲部を右上回旋法で越える（図13参照）．
② PULL操作により頭側・背側ヒダを短縮していく．
③ 再び頭側・背側へ走行する屈曲部を右上回旋法で越える（図13参照）．
④ 再びPULL操作により頭側・背側ヒダを短縮していく．

b．基本走行（後半）における小屈曲への挿入法
① 基本走行（後半）の小屈曲は画面2時前後に位置するようにスコープを回旋させる．
② 屈曲部が画面12時に移動するように右回旋で軽くPUSHする．
③ UPアングルをかけながら軽い右トルクでPULL操作を行うと，屈曲部内に挿入される．
④ アングルを解除しつつ右トルクでPULL操作を行う．追従性を確認した後，左回旋を行う．

（5）近位主要屈曲部（口側）への挿入

　近位主要屈曲部（口側）は基本走行後半の初期に経験することが多いが，途中に出現することもある．基本走行後半におけるさまざまな屈曲部のなかでも，とくに近位主要屈曲部（口側）は屈曲が急峻であり，画面ではスリット状にみえることにより他の屈曲部と区別できるが，挿入法においては他と変わらず右上回旋法を基本とする．

　近位主要屈曲部（口側）は，近位主要屈曲部（肛側）の場合とは反対に頭側・背側・やや左へ走行するため，進行方向は画面右上にみえてくることが多いため，右上回旋法で挿入する．

　画面上方向にみえる場合は，現在UPアングルになっている状態のまま，画面上方向に位置する進行方向へ挿入しようとするとPUSHしなければならないため，過伸展の原因となる．したがって，左トルクにより画面は時計方向へ回転するため，PULL操作を同調させて，進行方向を画面右上へ移動させ，右上回旋法で挿入する（図23）．ただし，UPアングル状態で進行屈曲部が画面上方向にある場合のみ，右回旋（トルク）と同時に強めのPULL操作を瞬間的に加えると時計方向に回転することが多い（図16参照）ため，これにより移動した画面右上の進行方向へ，右上回旋法で挿入する．

7）S状結腸への挿入

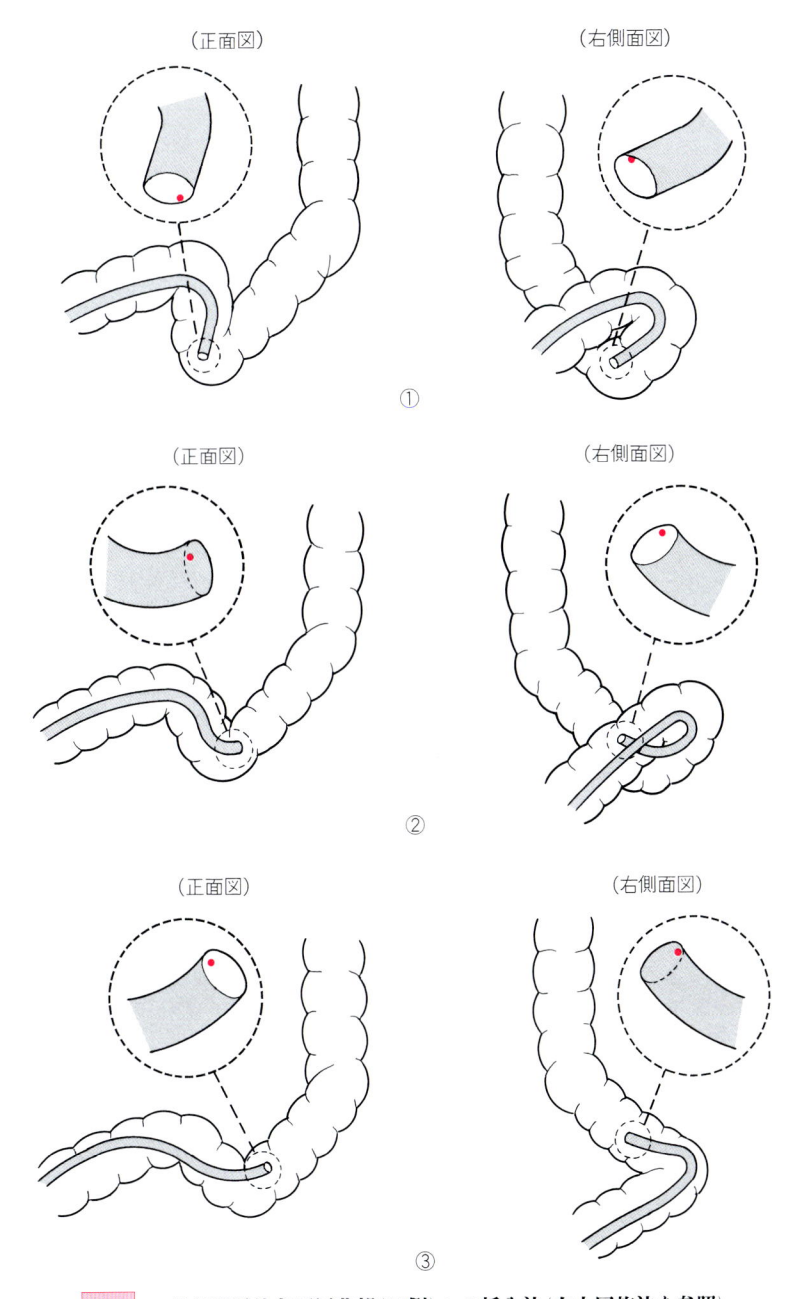

図23 S状結腸近位主要屈曲部（口側）への挿入法（右上回旋法を参照）
① 画面右上にみえる屈曲部（画面上方向にみえる場合は瞬間的に強めの右トルクとPULL操作を加え，画面右上に移動させる）（図16参照）に対して右回旋しながらPULL BACKしてくる．
② 右回旋により画面上に移動した屈曲部にUPアングルで挿入する．
③ 開口した管腔へUPアングルを解除しながら右トルクでPUSHする．

近位主要屈曲部(肛側)への挿入との相違点は口側腸管の走行にある．近位主要屈曲部(肛側)の場合，口側腸管は腹側へ走行するため，進行方向は画面下方向にあり，DOWNアングルを主体としたリフト法による挿入である．しかし，近位主要屈曲部(口側)の場合は，口側腸管は背側へ走行するため，進行方向は右上方向であり，RIGHTまたはUPアングルを主体とした右上回旋法による挿入となる．

　以上のように，RSJをUPアングルでPULL BACKすると，近位主要屈曲部(肛側)に到達するため，リフト法で短縮する．スコープ先端はニュートラルに近い状態で腹側を向くため，腹側へ膨らむ基本走行(前半)を右スライド法で背側へ短縮していくと，遠位主要屈曲部に到達する．UPアングルによる挿入後，右回旋とともにPULL BACKすると，スコープ先端はRS・SDラインより近位に位置するため，頭・背側の基本走行(後半)を右上回旋法で短縮していく(途中に近位主要屈曲部(口側)を経験する)．これらの操作手技によりすべての腸管がRS・SDラインに短縮・直線化されるとともにSDJに到達する．主要屈曲部におけるスコープの状態と操作手技について表2に示す．

　このように，近位主要屈曲部(口側)を右上回旋法で短縮・直線化すると，そのままSDJに到達する場合も多く，このときのスコープの状態は，必ずニュートラルより約70°右回旋しており，引き続き画面右上にSDJがみえてくる．粘膜にスコープが当たっているような状態でSDJ方向がわかりにくい場合は，右トルクでややPULLぎみで進行方向を探すが，スコープが約70°右回旋の状態であれば，必ず右上方向にSDJが存在する．

　S状結腸は，近位主要屈曲部(口側)以降，同様の屈曲を繰り返しながらSDJへ続いていくが，もうひとつのSDJへの到達経路としては，S状結腸最後の主要屈曲部がSDJより頭側にある場合がある．この場合，右回旋により頭側・腹側へのベクトルを進行方向へ変換しながらPULL操作でSDJに到達するが，手元アングルはUPアングルのままになっており，進行方向は画面右にみえてくる．ぎりぎりまで右トルクぎみにPULL BACKしつつ，アングルをニュートラルに戻しながら右上回旋法でSDJに挿入していく．詳細は「SDJへの挿入」の項に譲る．

表2　S状結腸の主な屈曲部におけるスコープ状態と操作手技

主な屈曲部	口側腸管の走行	レンズ位置	画面上の進行方向	主な操作手技
RSJ	尾側やや左	腹側	右上	UPアングル&PULL
近位主要屈曲部(肛側)	頭側・腹側	背側	下(または右下)	リフト法
基本走行(前半)	背側→腹側	尾側	右	右スライド法
遠位主要屈曲部	腹側・尾側やや左	腹側やや左	上(または右上)	UPアングル・PULL・右回旋
基本走行(後半)	腹側→背側	背側	右上	右上回旋法
近位主要屈曲部(口側)	頭側・背側やや左	背側・やや頭側	右上(または上)	右上回旋法
SDJ	頭側(ほぼ垂直)	背側	右上	右上回旋法

7）S状結腸への挿入

　近位主要屈曲部（口側）以降，同様の屈曲を繰り返しながらSDJへと続いていくことになるが，S状結腸はこの基本的な走行を軸として，屈曲部の数が増えたり，屈曲部において回転が加わったり，直線部において小さな屈曲を伴うことによりさまざまなバリエーションが生まれるため，このような単一な挿入法だけでは対処できないように思われる．しかし，極端な腸管の癒着などがない限り，この小さなバリエーションはPULL操作を主体とした方法により多くは基本形状に修正されるため，これらを理解しておけば挿入方法は一定し，小さなバリエーションにのみ対処すればよいこととなる．実際，屈曲部の数はあまり個人差がなく，屈曲部における回転のバリエーションの方が豊富であり，これへの対処が重要になってくるが，この屈曲部におけるバリエーションへの対処法，すなわちS状結腸の基本的走行への修正については，「S状結腸の屈曲部における腸管の回転と挿入法」の項で詳細に述べる．

　また，S状結腸過長症に対しては，以上の操作手技では対処できないため特別な挿入法が必要となる．この挿入法については，「管腔保持回旋法の応用」の項で後述する．

8）S状結腸の屈曲部における腸管の回転と挿入法

　S状結腸の基本走行についてはすでにS状結腸の解剖の項において記載した．S状結腸は，この基本走行に主要屈曲部が加わることにより基本形状が決定される．そして，これらの屈曲部において腸管の回転が加わることにより，S状結腸のバリエーションが生まれさまざまな個人差のあるS状結腸が形成される．

　この変化に富んだ腸管回転を解消することにより，多くは基本形状に修正されるため，基本形状さえ理解しておけば挿入方法は一定する．この項においては，主要屈曲部における腸管回転への対処法，すなわちS状結腸の基本形状への修正法について述べる．

（1）遠位主要屈曲部における腸管の回転への対処法

　RS・SDラインより頭側に位置する遠位主要屈曲部（RSJも同様）において，アングルはニュートラル状態にあるため画面の方向と身体の方向が合致する．したがって，画面における進行方向の位置から，次の口側腸管の回転状態が推測できる．

　画面における進行屈曲部の位置と腸管の回転状態について，図24に示す．

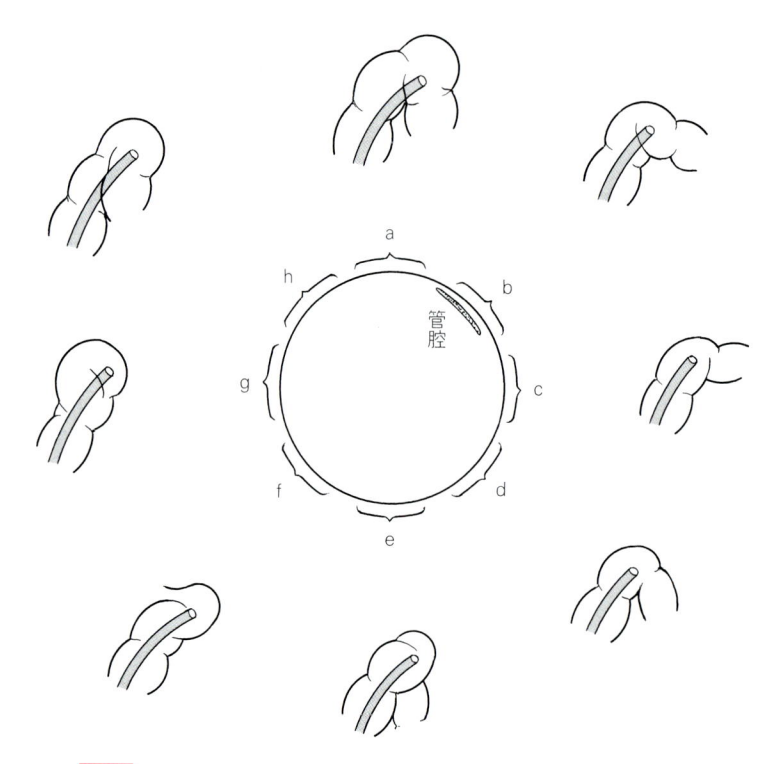

図24　S状結腸遠位主要屈曲部における腸管の回転と画面進行方向との位置関係（正面図）
　たとえば，円内に示した位置に管腔がみえた場合，bの腸管の回転状態である．

8）S状結腸の屈曲部における腸管の回転と挿入法

- ★画面12時　　　　尾・腹側への回転(図24a)
- ★画面1・2時　　　尾・腹側，やや左への回転(図24b)
- ★画面3時　　　　 左側への回転(図24c)
- ★画面4・5時　　　尾・背側，やや左への回転(図24d)
- ★画面6時　　　　 尾・背側への回転(図24e)
- ★画面7・8時　　　尾・背側，やや右への回転(図24f)
- ★画面9時　　　　 右側(ほとんどは腹側を経由)への回転(図24g)
- ★画面10・11時　　 尾・腹側，やや右への回転(図24h)

　遠位主要屈曲部(RSJも同様)においては，原則として口側腸管は尾・腹側・やや左へ走行し，スコープはニュートラル状態であるため，図24bのように画面1・2時の方向にみえることが多く，右回旋とUPアングルの複合操作とともにPUSH操作で越える場合がほとんどである．その後は必ずPULL操作を行い，次の近位主要屈曲部(口側)へ向かう．

　これ以外の腸管回転の場合は，さまざまな操作手技により回転を解消しながら基本形状に修正し挿入する必要がある．以下に解説する．

＜画面12時付近にある場合＞（図24a, b, h）

　UPアングルで挿入し，軽い右回旋でPULL BACKする．

＜画面3時付近にある場合＞（図24c）

　右回旋で画面12時の位置に移動させ，UPアングルで挿入し，そのままPULL BACKする．

＜画面6時付近にある場合＞（図24d, e, f）

　DOWNアングルで挿入し左回旋でPULL BACKする．

＜画面9時付近にある場合＞（図24g）

　LEFTアングルで挿入した後(UPアングル併用)，右回旋でPULL BACKする．

　画面左にみえる屈曲はLEFTアングルで越えるとすぐに右方向に進行方向がみえてくることが多く，直線部における小さな緩やかな屈曲である場合がほとんどである．したがって，LEFTアングル操作のみで越え，スコープの左回旋は極力行わない．同様に他の直線部における小さな緩やかな屈曲もアングル操作のみで対処が可能であり，屈曲部の緩急の区別法は，強い屈曲部は進行方向がスリット状にみえるが，小さい屈曲部はやや開口し次の進行すべき腸管がわずかにみえる場合が多く，ひとつの指標となりうる．

(2) 近位主要屈曲部における腸管の回転への対処法

　RS・SDラインより尾側に位置する近位主要屈曲部において，アングルはUP状態にあるため先端部は上下が逆になり，画面12時の位置が被検者の背側で，6時の位置が腹側になる．したがって，画面における進行方向の位置から，次の口側腸管の回転状態が推測できる．

　画面における進行屈曲部の位置と腸管の回転状態について，図25に示す．

- ★画面12時　　　　頭・背側への回転(図25a)

51

4. 大腸内視鏡挿入手技

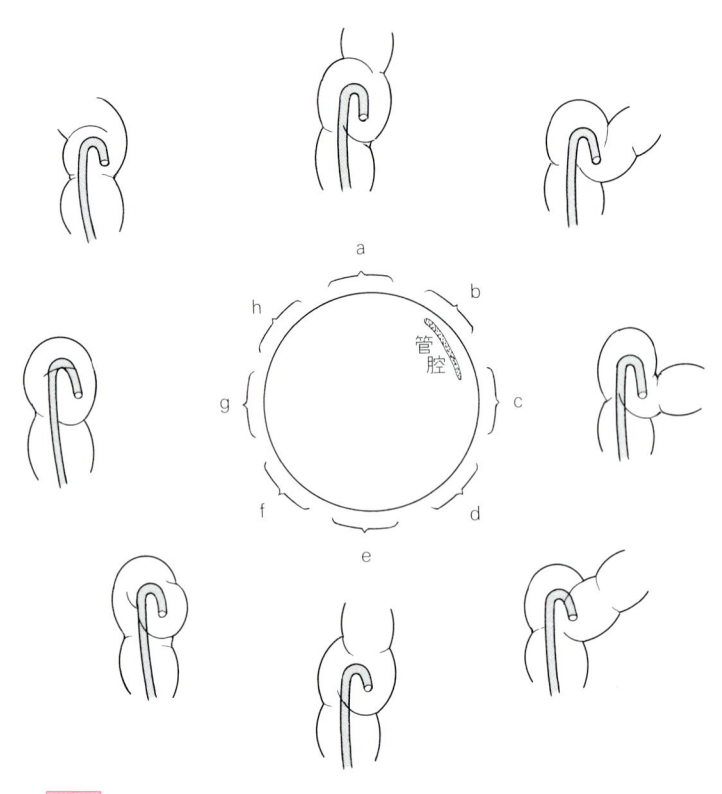

図25 S状結腸近位主要屈曲部における腸管の回転と画面進行方向との位置関係（正面図）
たとえば，円内に示した位置に管腔がみえた場合，ｂの腸管の回転状態である．

- ★画面1・2時 ──頭・背側，やや左への回転(図25b)
- ★画面3時 ──左側への回転(図25c)
- ★画面4・5時 ──頭・腹側，やや左への回転(図25d)
- ★画面6時 ──頭・腹側への回転(図25e)
- ★画面7・8時 ──頭・腹側，やや右への回転(図25f)
- ★画面9時 ──右側(ほとんどは腹側を経由)への回転(図25g)
- ★画面10・11時 ──頭・背側，やや右への回転(図25h)

近位主要屈曲部(肛側)においては，原則として口側腸管は頭・腹側へ走行し，スコープはUPアングル状態であるため，図25eのように画面6時にみえることが多く，リフト法で挿入する．

近位主要屈曲部(口側)においては，原則として口側腸管は頭・背側，やや左へ走行し，スコープはUPアングル状態であるため，図25bのように画面1・2時にみえることが多く，右上回旋法で挿入する．

これ以外の腸管回転の場合は，さまざまな操作手技により回転を解消しながら基本形状に修正し挿入する必要がある．

8）Ｓ状結腸の屈曲部における腸管の回転と挿入法

　アングルはUP状態にあるため，画面のどのような方向に進行方向があろうとも画面右・右上または下方向への転換・固定が必要となり，その方向への挿入が基本となる．
　＜画面10時〜1時にある場合＞（図25h, a）
　◆右トルクと同時に瞬間的な強めのPULL操作(図16参照)．
　◆UPアングルを戻しながらゆっくり左トルクでPULL操作．
　上記により，画面1・2時へ転換し，右上回旋法で挿入する．
　＜画面4・5時にある場合＞（図25d）
　◆LEFTアングル併用によるPULL操作．
　◆右トルクによるPULL操作．
　上記により，画面1〜3時へ転換し，右スライド法または右上回旋法で挿入する．
　＜画面7時〜9時にある場合＞（図25f, g）
　◆LEFTアングル併用によるPULL操作．
　◆右トルクによるPULL操作．
　上記により，画面6時へ転換しリフト法で挿入する．
　不可能な場合は右回旋の操作をより強め，画面1〜3時へ転換し，右スライド法または右上回旋法で挿入する．
　このように，近位主要屈曲部は，主に進行方向を画面右または右上方向へ転換させて挿入するが，癒着がある場合は転換が難しいことがある．この場合は進行方向(とくに左・上方向が多い)へPUSHぎみのアングル操作で挿入した後，すぐにスコープを回旋(主に右回旋)させながら，PULL操作により腸管の回転を解除する．この解除はループが小さな段階で行わなければならないため，挿入とほぼ同時に回旋(主に右回旋)とともにPULL操作を行う．ループ解除はスコープの挿入長と回旋角度により判断し，屈曲部を越えてスコープがニュートラル状態であれば解除されていることが多い．このように腸管の回転が解除されても常に右トルクをかけていないと，癒着により左方向へスコープが引っ張られ，Nループぎみになりやすいため注意を要する．
　ちなみに，αループは以下のときにPUSH操作を続けると形成される．
　＜遠位主要屈曲部における腸管の回転＞
　図24g参照(ほとんどのαループはこの場合に形成される)．
　＜近位主要屈曲部における腸管の回転＞
　図25h参照．
　逆αループは以下のときにPUSH操作を続けると形成される．
　＜遠位主要屈曲部における腸管の回転＞
　図24f参照(ほとんどの逆αループはこの場合に形成される)．
　＜近位主要屈曲部における腸管の回転＞
　図25g参照．
　詳細は「ループの形成と解除」の項で述べる．
　基本走行に主要屈曲部が加わり，そしてさまざまな腸管回転が加わることによって，個

4. 大腸内視鏡挿入手技

人差のあるS状結腸が形成されるが，以上解説したような屈曲部における腸管の回転への対処法によりほとんどが基本形状に修正され，その後，S状結腸の挿入の項に記載した方法に基づいて挿入していけばよいこととなる．

また，これらの腸管回転は，主要屈曲部だけでなく，さまざまな屈曲部で発生するが，基本的には上記に示した方法により対処可能である．

ただし，近位主要屈曲部における腸管の回転への対処法において述べた方法でも屈曲部にスコープが届かない場合がある．この場合の対処法については，管腔保持回旋法の応用の項で詳しく解説する．

9）管腔保持回旋法

　本来，スコープが完全にストレートであれば，回旋してもそのままの状態で画面のみが回転するわけであるが，実際は直腸とRSJ（直腸・S状結腸移行部）で屈曲しているために，回旋によりスコープ先端は腸管壁に接触する．管腔保持回旋法はスコープ先端を同じ位置に保ち，また，常に管腔中央に保ちながらスコープだけを回旋（主に右回旋）させる方法であり，これにより進行方向を自在に移動・転換させることができる．この技術は，スコープ先端や軟性部の彎曲状態にかかわらず，検査中さまざまな状況で使用することが多い．以下のように，スコープが3つの状態にある場合すべてに使用することができる（図26）．

(1) スコープがニュートラル状態にある場合

　ポリペクトミー，抜去時の観察，軽いNループの解除などに使用する．
　右回旋によるスコープの動きと管腔中央に保持する操作との関係を図27 a に示す（図27 b は管腔をスコープ根部側（尾側）からみた状態である）．直腸での屈曲によりやや右回旋するため，スコープ先端は図27 a 左端のようになっており，先端部は画面2時の位置が被検者の腹側で，8時の位置が背側になる．したがって，最初，スコープ先端は管腔中央において，図27 b 左端のようになっており（赤丸がレンズ位置，画面12時の位置），右回旋によりスコープ先端上部が画面右下の腸管壁に接触するため，DOWNアングルで管腔中央

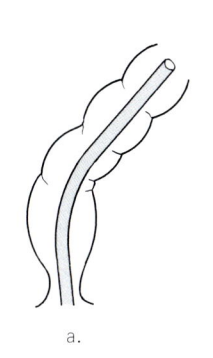

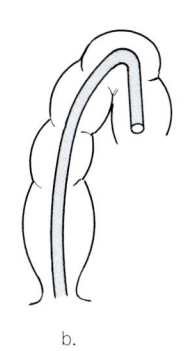

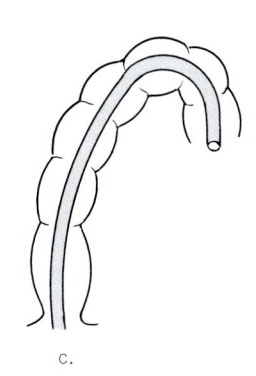

a.　　　　　　　　　　b.　　　　　　　　　　c.

図26 管腔保持回旋法を使用する場合のスコープの状態（正面図）
　a．スコープがニュートラル状態にある場合
　　　・軽いNループの解除
　　　・ポリペクトミー
　　　・抜去時の観察　など
　b．スコープがUP（UP & LEFT）アングル状態にある場合
　　　・右上回旋法
　　　・脾彎曲部挿入時　など
　c．スコープは屈曲し，アングルはニュートラル状態にある場合
　　　・S状結腸過長症　など

4. 大腸内視鏡挿入手技

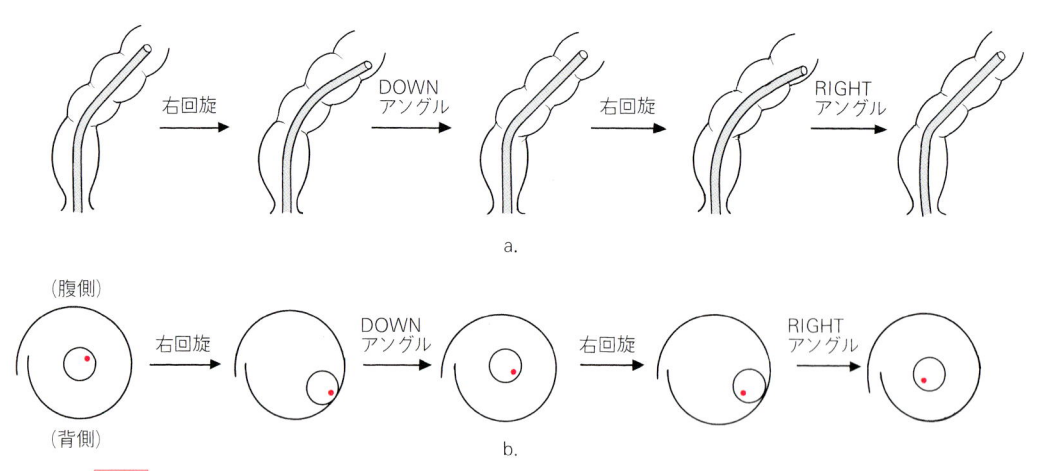

図27 管腔保持回旋法の操作手技とスコープの動き（ニュートラル状態のスコープにおいて）
　a．正面図
　b．管腔をスコープ根部（肛側）よりみた図

に戻す．そのまま右回旋を続けていくと，次にスコープ先端左側が画面右下の腸管壁に接触するため，RIGHTアングルで管腔中央に戻す．この操作手技中，右回旋による操作のみでスコープは進もうとするため，ややPULLぎみに右回旋しながらスコープの位置を保つ必要がある．

　以上の操作は，S状結腸の挿入の項で述べたような軽いNループの解除にも使用することが多い．反対に，完全なストレート状態にある直腸下部では，以上の操作の必要性はなくなる．

(2) スコープがUP（UP ＆ LEFT）アングル状態にある場合

　RS・SDラインより距離がある近位主要屈曲部や脾彎曲部挿入時などに使用する．
　屈曲部まで距離があるためにPULL操作で到達できないとき，PUSH操作に頼ることになるが，多くは右上回旋法により挿入する．そのためには現在の進行方向が画面どの位置にあろうとも，自在に画面右上方向付近に転換させる技術が必要となってくる．つまり，PUSH操作による頭側・腹側への過伸展を防ぎながらスコープ先端部は同じ位置に保ち，また常に管腔中央に保ちながらスコープだけを右回旋させて進行屈曲部を画面右上に移動させる．右回旋により頭・腹側へ伸展するベクトルを進行方向へのベクトルに変換し，過伸展を防ぎながら屈曲部を越えることができるが，右回旋することにより腸管側壁に当たるため，アングル操作により管腔中央に戻す必要がある．スコープがUPアングル状態にある場合，スコープが反転しているために右回旋によりスコープ先端上部は画面左下の腸管壁に接触するが，操作は(1)項の場合と同様になる．詳細については次の項に譲る．

(3) スコープは屈曲しているがアングルはニュートラル状態にある場合

　S状結腸過長症などに使用するが，これについては後述する．

このように，管腔保持回旋法のアングル操作は，右回旋開始と同時に，DOWNアングル・RIGHTアングルの順に行うことを基本とするが，すでに述べたように，UPアングルにLEFTアングルが加わっている場合は，LEFTアングルをニュートラルに戻すことから始めることがあり，アングル状態やスコープの回旋状態によっても多少異なってくる場合がある．

10) 管腔保持回旋法の応用

　S状結腸への挿入の項で述べたように，S状結腸のRS・SDラインより尾側の近位主要屈曲部は，ほとんどがリフト法や右上回旋法などで越えることができる．しかし，以下のようにPULL操作ではRS・SDラインより尾側の近位主要屈曲部に届かない場合には，管腔保持回旋法により越えなければならない．ここでは，とくに遭遇しやすい症例について解説する．

(1) 高度癒着症への挿入

　腹腔内に強い癒着があるために，遠位主要屈曲部が短縮できず，PULL操作だけでは近位主要屈曲部に届かない場合は管腔保持回旋法により越えなければならない．
　この場合，UPアングル(またはUP ＆ LEFTアングル)になっているため，PULLぎみに右回旋しながら，UPアングルからDOWNアングルへ変えつつRIGHTアングルをかけていく．UP ＆ LEFTアングルの場合は，まずLEFTアングルをニュートラルに戻しつつDOWNアングル・RIGHTアングルへと変換していく．このとき，常に管腔中央に保つように右回旋に同調させながら，アングルの変換を調節する．また，右回旋による操作のみでスコープは進もうとするため，ややPULLぎみに右回旋しながら，スコープの位置を保つがコツである．このようにして進行屈曲部が画面右上にくるように右回旋で調節しながら，右上回旋法で挿入する．挿入後は必ずPULL BACKし，アングルをニュートラルに戻しつつ右回旋でPUSHするが，スコープに抵抗がなくなれば(フリー感)，左回旋でPULL BACKする．

(2) S状結腸過長症への挿入

　S状結腸過長症の場合，遠位主要屈曲部の半径が大きいため緩やかなカーブとなり，屈曲部を経験した感覚がなく，PULL操作で近位主要屈曲部を越えようとするとスコープが抜けてしまい，PUSH，PULL操作時ともに右回旋を繰り返しながら近位主要屈曲部(口側)を越える技術が必要となってくる．
　屈曲部が緩やかなカーブを描き，管腔は明らかな屈曲部を示さないため，PULL操作を行うことができず，軽いUPアングルのままPUSHしていくことになる．
　前述のように，(1)項の場合はスコープ先端彎曲部の彎曲角度は180度近くまで曲がるため，PULL操作時に先端彎曲部が遠位主要屈曲部に引っ掛かり短縮が可能となる．しかしながら，このようにS状結腸が非常に長い場合は図28のように，スコープ先端彎曲部ではなく，軟性部が遠位主要屈曲部に位置しアングルはニュートラル状態にある．したがって，先端彎曲部ではなく軟性部が屈曲部にあると，この部分は硬く，強い屈曲性を有しないため，半径の大きい緩やかなカーブとなりPULL操作ではスコープが抜けてくる．また，単なるPUSH操作では頭・腹側へ過伸展するため(極端な場合はすべての屈曲部が伸展

10）管腔保持回旋法の応用

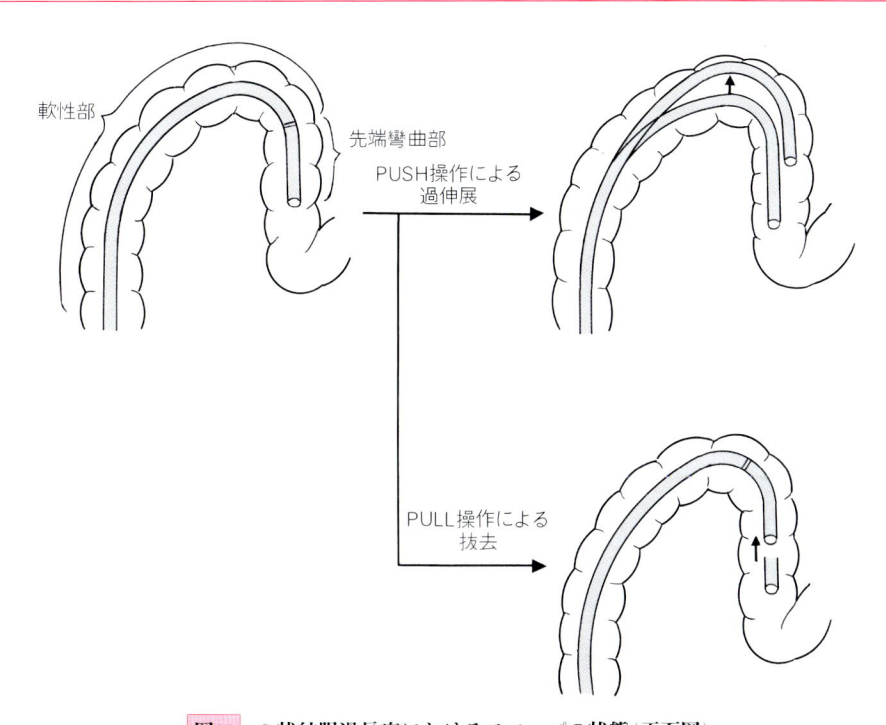

図28 S状結腸過長症におけるスコープの状態（正面図）
遠位主要屈曲部にはスコープ軟性部が位置するため，PUSH，PULL操作ともにスコープが抜去される．

してしまい，屈曲部を経験せずにSDJに到達してしまう），過伸展を防ぎながらのPUSH & PULL複合操作が必要となってくる．

図29のように，次の近位主要屈曲部(口側)までかなり距離があるため，脱気しつつ，まず管腔保持回旋法を行いながら5〜10cmPUSHし，腸管を短縮する．続いて管腔保持回旋法を行いながら5〜10cmPULL BACKすると，PULL操作時にもスコープは抜けずに腸管は短縮される．つまり，PULL操作時にも右回旋を行うということであり，このときPUSH時と同じ距離をPULL BACKすることが重要であり，スコープはPUSH，PULL時ともに進むことになる．以上の操作はPULL操作から開始してもよい．

このように，管腔保持回旋法を行いながら同じ距離のPUSH，PULL操作を繰り返し，過伸展させずに徐々に近位主要屈曲部(口側)に近づいていく．屈曲部に接近した時点で進行屈曲部が画面上方向に位置するように右回旋で調節し，UPアングルで挿入する．この場合，腸管に捻れを認める場合があるが，脱気とPULL操作で解消される．捻れが解消されず，やむを得ずPUSH操作で越える場合は，必ず捻れのカーブの内側から挿入していくと管腔が開口しやすい．

挿入法の基本は，右回旋すれば次に必ず左回旋を行うことにより，スコープは常にニュートラル状態であるが，S状結腸過長症では管腔保持回旋法を行いながら，PUSH & PULL操作を繰り返すため，スコープはSDJ到達までに1回転以上することになる．この

4．大腸内視鏡挿入手技

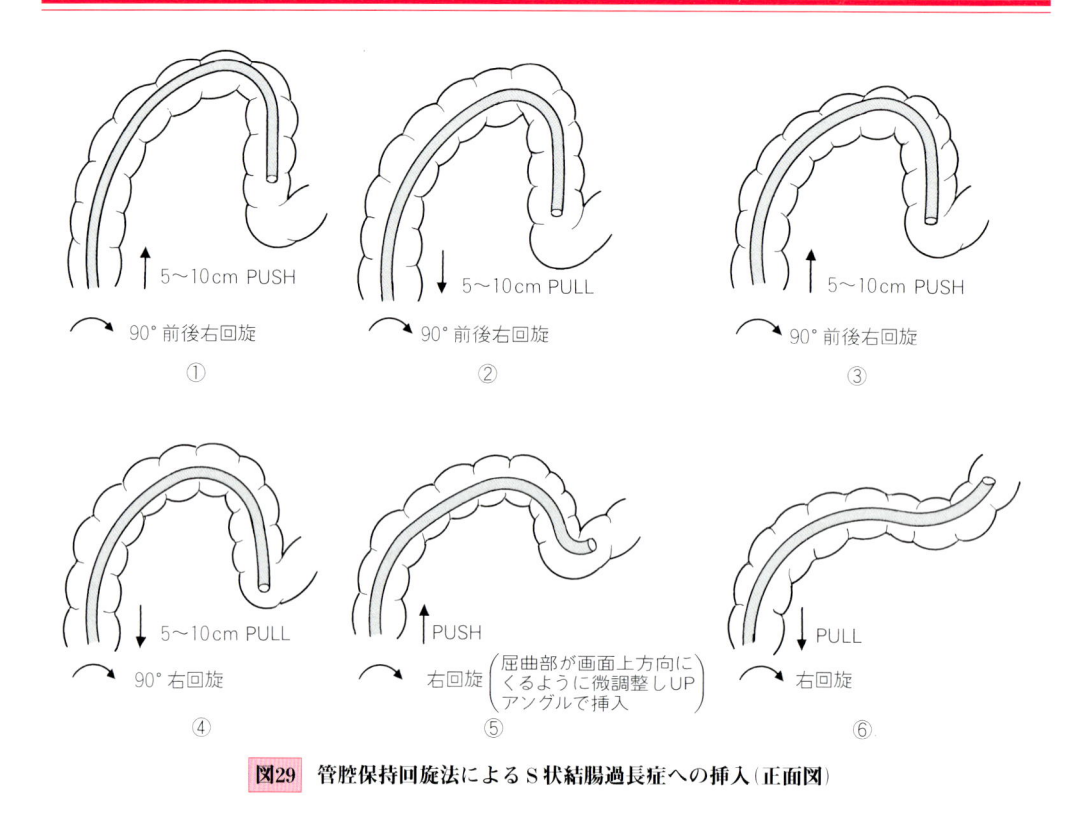

5～10cm PUSH
90°前後右回旋
①

5～10cm PULL
90°前後右回旋
②

5～10cm PUSH
90°前後右回旋
③

5～10cm PULL
90°右回旋
④

PUSH
右回旋（屈曲部が画面上方向にくるように微調整しUPアングルで挿入）
⑤

PULL
右回旋
⑥

図29 管腔保持回旋法によるS状結腸過長症への挿入（正面図）

場合スコープの捻れは，手元操作部を手前下から前方へ回して解除し，捻れをユニバーサルコード側に委ねると操作しやすい．

　これら以外にも，さまざまな場面において管腔保持回旋法を応用することにより，過伸展を抑えながらの腸管短縮作業に役立てることができる．

11）SDJ（S状結腸・下行結腸移行部）への挿入

　SDJから下行結腸への挿入は，ほとんどが右上回旋法によるが，下行結腸はほぼ直角に頭側へ走行するため，通常より約270度以上右回旋する．

（1）S状結腸最後の屈曲部がSDJより尾側に存在する場合（図30a，写真15）
　S状結腸最後の屈曲部がSDJより尾側に存在する場合，近位主要屈曲部（口側）を越えてやや右回旋しながらPULL BACKすると，下行結腸はほぼ直角に頭側へ走行するため，画面右上にわずかにスリット状に開くSDJへ右上回旋法で挿入する．
　つまり，右トルクとPULL BACKを同調させつつ，スコープが直線に近い状態まで抜去しながら，アングルをニュートラルに近い状態まで戻してくると，画面右上のスリット状の屈曲部が開口する．その口側に下行結腸の管腔がわずかに展開してくるため，右回旋を強めながらUPアングルで下行結腸の管腔を捉える．管腔は右上から上方向へ展開していくため，右回旋による前進力のみで挿入していく．下行結腸に挿入されるとともに右回旋を止め，UPアングルを戻しつつPUSH操作で挿入する．下行結腸挿入時には挿入前より約270度以上右回旋している．

（2）S状結腸最後の屈曲部がSDJより頭側に存在する場合（図30b，写真16）
　前述のように，本来，S状結腸の最後の屈曲部はSDJより尾側に存在するが，SDJより頭・腹側に位置する場合はUPアングルで越えた後，やや右回旋しながらPULL BACKしてくるとSDJは画面右にみえてくる．
　つまり，スコープ先端はUPアングル状態でSDJより腹側に位置するため，PULL BACKしながらSDJにスコープ先端を近づけてくると，スリット状のSDJが画面右に近づいてくる．UPアングルをゆっくり解除しつつ右回旋しながらPULL BACKすると，SDJが画面右上方向に移動するとともにスコープ先端が屈曲部に近づいてくる．これ以降は前述の挿入操作に準拠する．
　以上のように，SDJの管腔が画面右上や右にみえた場合，すぐにその方向にPUSHで挿入しようとするとスコープが頭・腹側にたわみ，先端部が抜けてくるので注意が必要である．PULL BACKしすぎても先端部が抜けるため，PULLによる引きと右トルクによる押しを調節しながら挿入するのがコツである．そして，PUSHによるスコープの頭・腹側へ伸展するベクトルを，右回旋により進行方向への前進力に変えて下行結腸に挿入する．完全に下行結腸に挿入した段階ではスコープは画面12時が腹側になり，SDJ挿入直前と比べて必ず約270度右回旋している．したがって，被検者の体外にあるスコープに捻れが生じるので手元操作部を手前下から向こう側へ回して解除し，スコープの捻れをユニバーサルコード側に委ねると操作しやすい．

4. 大腸内視鏡挿入手技

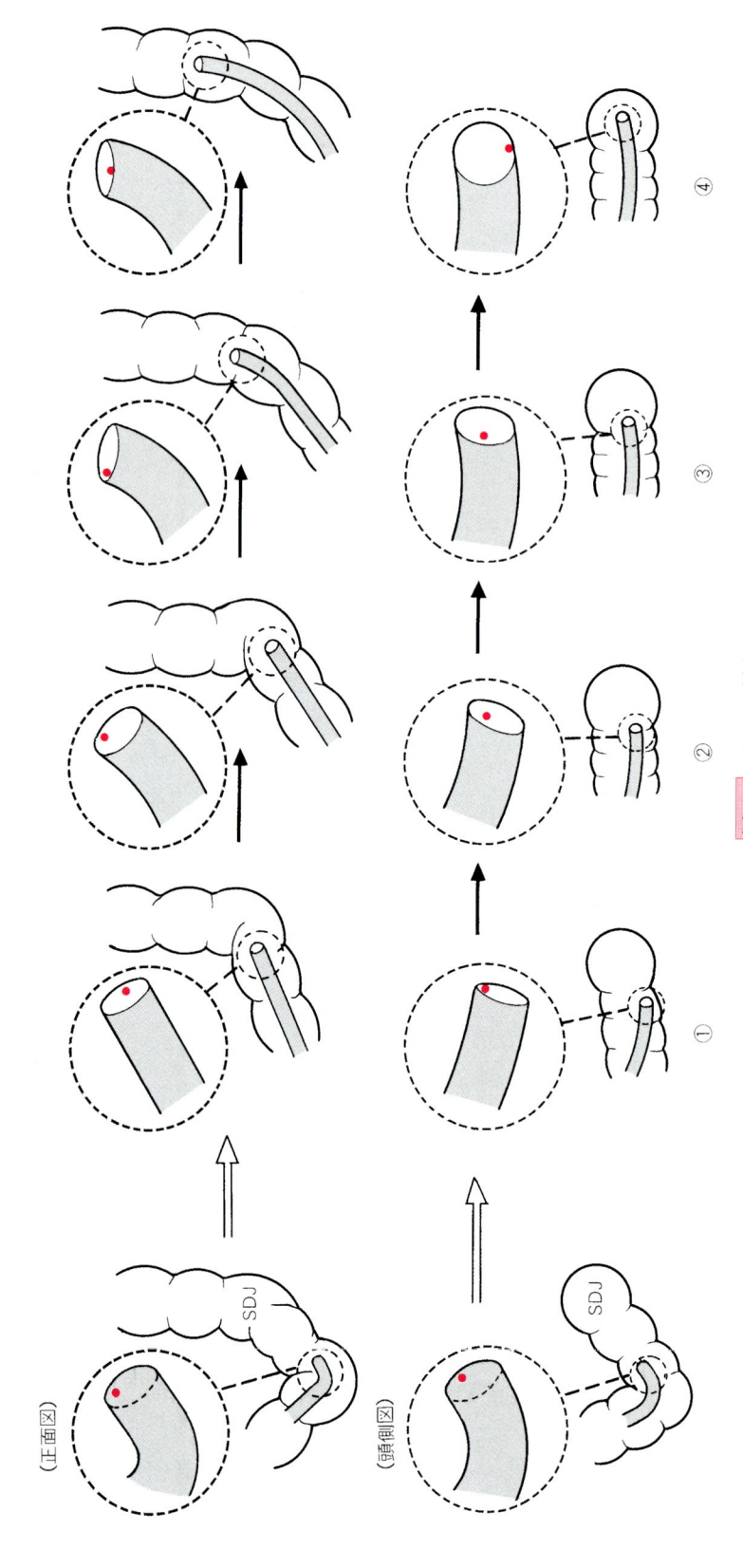

図30a　SDJへの挿入

図の左端のように、S状結腸最後の屈曲部がSDJより尾側に存在する場合（SDJ到達時、レンズは背側を向いている）、S状結腸最後の尾側屈曲部を右上回旋法で越える。
① 右トルクとPULL操作を同調させながらアングルをニュートラルに近い状態に戻してくると、画面右上にSDJがみえてくる（写真15-①）。
② 右トルクによるPULL操作によりSDJが開口する（写真15-②）。
③ 右回旋を強めながら画面上方向に展開する管腔へUPアングルで挿入する（写真15-③）。
④ UPアングルを戻しながら、開口した下行結腸管腔へ右トルクでPUSHする（写真15-④）。

11）SDJへの挿入

① ② ③ ④

写真15 SDJへの挿入時の内視鏡像
S状結腸最後の屈曲部がSDJより尾側に存在する場合，画面右上に開口する
SDJへ右上回旋法で挿入する．

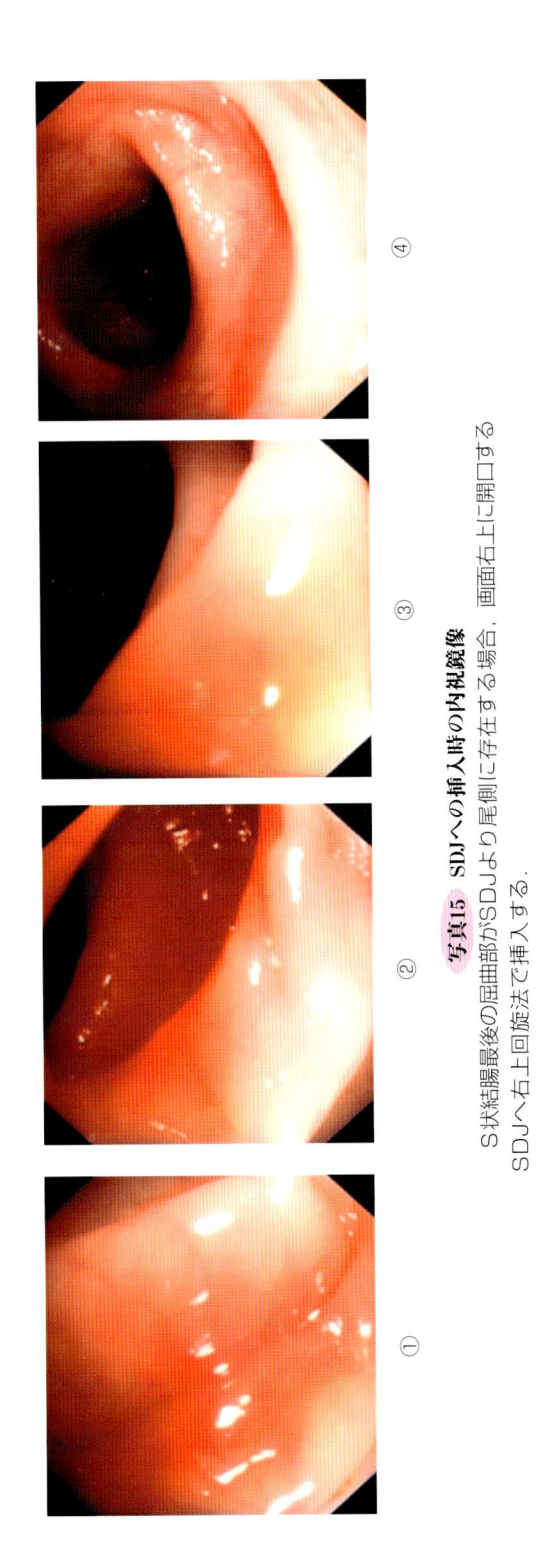

4. 大腸内視鏡挿入手技

(正面図)

(頭側図)

① ②

図30b SDJへの挿入

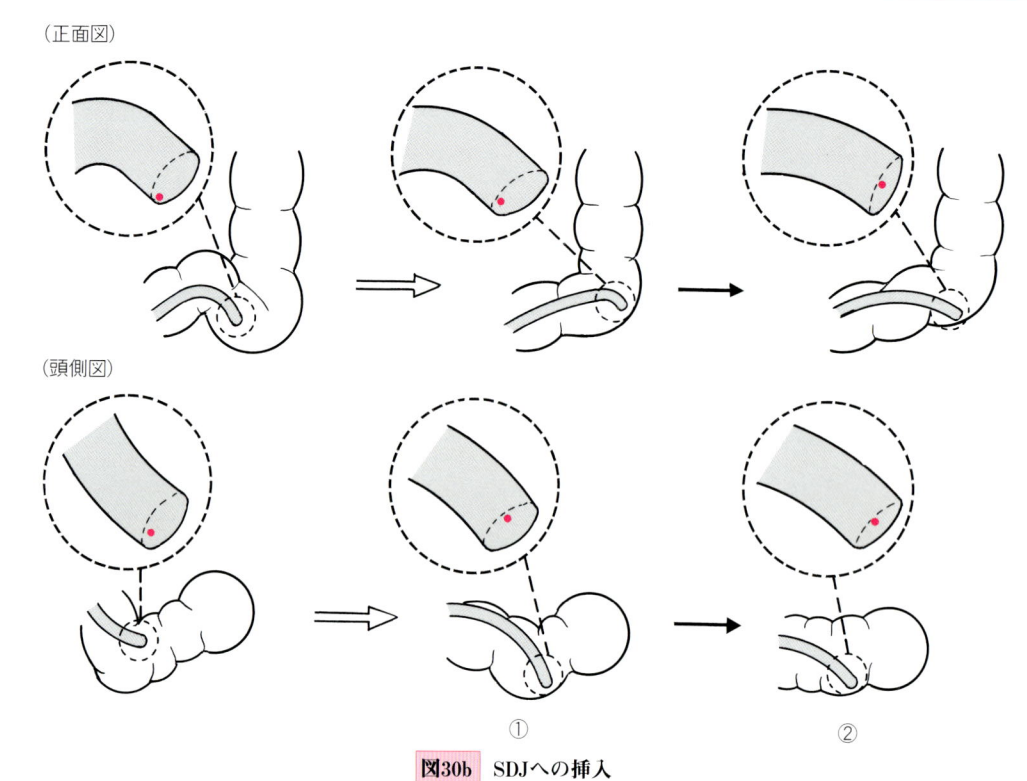

　図の左端のように，S状結腸最後の屈曲部がSDJより頭側に存在する場合(SDJ到達時，レンズは尾側やや右側を向いている)，S状結腸最後の頭側屈曲部をUPアングルで越え，右トルクでPULL BACKする．
① スコープ先端はSDJより腹側にあるため，画面右にみえるSDJにUPアングルのまま右トルクによるPULL操作でスコープを近づける(写真16 - ①)．
② UPアングルを解除しながら右トルクでPULL BACKしていくと，画面右のスリット状のSDJに近づく(写真16 - ②)．
　このあと，右トルクによるPULL操作でSDJは画面右上に移動するとともに開口する．つまり，図30a - ①と同様になり，以降は図30aに準拠する．

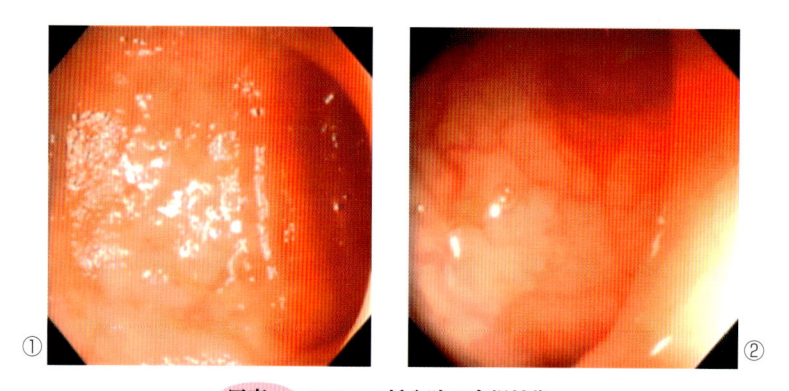

① ②

写真16 SDJへの挿入時の内視鏡像

　S状結腸最後の屈曲部がSDJより頭側に存在する場合，画面右にみえてくるSDJに対し，UPアングルを解除しながら右トルクによるPULL操作でスコープをSDJに近づけていき，以降は写真15に準拠する．

(3) S状結腸過長症におけるSDJへの挿入法 (図31)

S状結腸過長症の場合，SDJの角度は鋭角であるため，管腔保持回旋法でSDJが画面上方向にくるように調節しながら近づいていくと，SDJはスリット状の屈曲部としてみえてくる．スリット状のSDJの屈曲部へ，UPアングルによるPUSH操作を続けると穿孔の危険性が伴う．

したがって，PULL操作によるSDJの角度を鈍にしながら屈曲部を開口する挿入手技が必要となる．

まず，UPアングルでSDJぎりぎり手前（実際にはSDJの頭側のヒダ）にスコープ先端を少しだけ引っ掛け，UPアングルを強めにしながら，ややPULL BACKする．このとき先端はヒダに引っ掛かったままであるので画面は接触した粘膜しかみえていないが，いわゆる赤玉状態にならないように注意する．スコープが抜去していない状態は接触している粘膜が動いていないことにより確認する．この場合，粘膜には接触しているが，PULL操作が主体であるため穿孔の危険性はかなり軽減される．

このPULL操作によりSDJはやや鈍角になるため，ほぼ同時にUPアングルを解除し，右トルクでPUSHする．管腔がみえていない状態で，強めのUPアングルでPUSHすると穿孔の危険性が増すため，必ずPUSH時にはUPアングルを緩める．このPUSH時のUPアングル角度は粘膜が赤玉にならない程度とする．

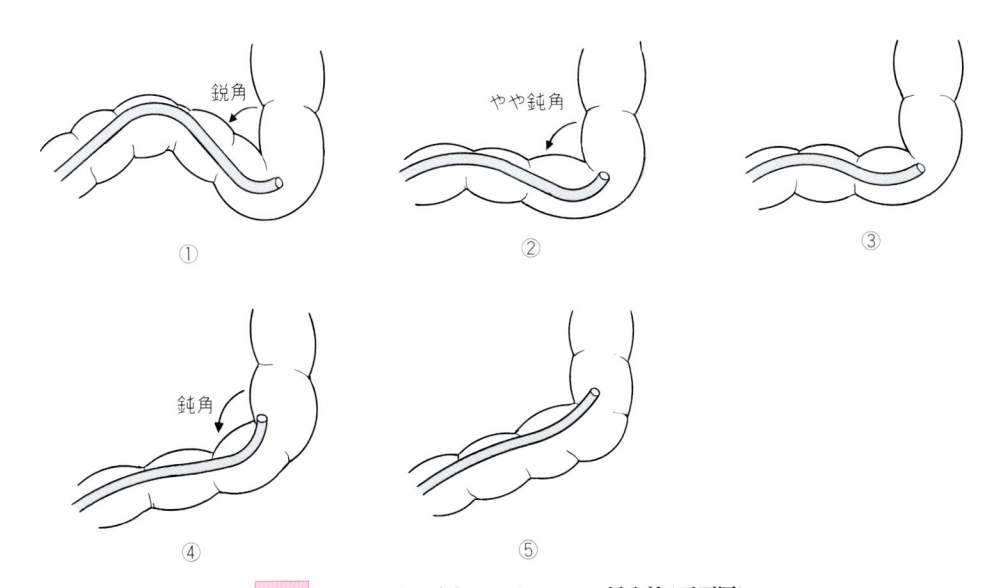

図31　S状結腸過長症におけるSDJの挿入法（正面図）
① UPアングルぎみにPUSHし，SDJ手前のヒダに引っかける．
② UPアングルを強めにしながらスコープが抜けない程度にPULL BACKし，SDJの角度を鈍にする．
③ PULL BACKに連続してUPアングルをやや解除し，右トルクでPUSHする．
④ 再び強めのUPアングルでPULL BACKし，SDJの角度をより鈍にすると，スリット状のSDJがわずかに開口する（以上の操作はSDJが開口するまで続ける）．
⑤ 開口したSDJより口側の下行結腸管腔へ右トルクでPUSHする．

4. 大腸内視鏡挿入手技

　これら一連の操作手技をほぼ同時に行うことが必要であり，数回繰り返すことによりSDJは開口し，下行結腸の管腔がみえてくるので，UPアングルと右回旋で挿入する．SDJの屈曲角度が鋭角で画面では線状にみえる場合は，いきなりUPアングルのまま下行結腸管腔がみえるまでPUSH操作を続けると，穿孔を起こす危険性があるので絶対に避ける．

　以上の操作は，S状結腸が直線化できなかった場合に使用する方法であるが，この操作の長所は，小刻みなPULLとPUSHの操作，とくにPULL操作を主体としてSDJの角度を鈍にし挿入するため，穿孔の危険性が非常に少なくなる．また，過伸展せずにSDJを越えるため，被検者の苦痛がかなり軽減される．

　以上の操作で，軽いNループのままスコープ先端が下行結腸に挿入されるため，本来，SDJ到達時にはスコープは約30cmであるが，この場合約40cm強挿入されている場合が多い．しかし，40cm強の挿入長であれば，αや逆αループではなく必ずNループであり，やや右回旋でスコープを引いてくるとS状結腸が直線化されると同時に先端が進み，下行結腸口側へと挿入される．左回旋の後，右回旋で挿入される場合も多いが，これについてはループ形成と解除の項で述べる．非常に稀であるが，特殊例としてSDJ付近に高度な癒着があり，前述した方法でもSDJが開口しない場合は左回旋しαループで挿入するという方法もある．

12）ループ形成と解除

　Ｓ状結腸の挿入において，スコープの挿入長が約30cmで，検査開始のニュートラルの状態から約70度右回旋してSDJに到達すれば，必ずスコープはループを形成せずにＳ状結腸は直線化されている．今まで述べてきたような方法を駆使すれば，Ｓ状結腸は短縮・直線化できるが，さまざまな理由により図らずもループが形成されてしまう場合がある．

　この項においては，ループ形成の原因とその解除法について解説する．すべての屈曲部において発生しうるが，多くはＳ状結腸基本形状におけるRS・SDラインより遠位主要屈曲部を短縮できずに，PUSH操作のまま挿入を続けていく場合に形成されてしまう．

　つまり，Ｓ状結腸基本形状において遠位主要屈曲部の口側の腸管は腹側への走行を示し，またＳ状結腸間膜の生理的癒着は左葉にあり，この２つの要素にPUSH操作が加わるとループが形成されていく場合がほとんどである．

　そのPUSH操作に加わるスコープの回旋方向によりループの形状が変わってくる．またすべての屈曲部においてループは発生しうるが，その解除はループ形成直後に行うことが基本であり，これについてはＳ状結腸の屈曲部における腸管の回転と挿入法の項ですでに述べた．この項では，ループが形成されたままの状態でSDJに挿入された場合の解除方法について解説する．以下の３形状に大別され，それぞれ２種類に分かれる．

(1) Nループ

＜NループⅠ型＞

【原　因】　遠位主要屈曲部を単なるPUSH操作または右回旋とPUSH操作で進めていくと発生する．Ｓ状結腸間膜左葉の生理的癒着が屈曲部付近にある場合に多く，この部分が基点となり腹側への伸展が始まりループが形成される．

　Nループにはさまざまな形がありN形状の角度が鈍であるほどスコープは直線化に近いということであり，Ｓ状結腸挿入時に一時期さまざまな角度のNループを形成しても，最終的に，SDJ挿入時に限りなく直線に近いNループにすればよいということもいえる．

　SDJ挿入時，Nループは挿入長50cm以下に多い．またSDJは画面右にみえてくる．

【解除法】　ほとんどがやや右回旋でスコープを抜去してくるだけで解除され，下行結腸へ挿入されていくが，重要ことはアングル操作で常に管腔を中央に保つことである．

＜NループⅡ型＞

【原　因】　過伸展した状態のまま，近位主要屈曲部(口側)を右回旋で挿入した場合に発生する．腹側方向からSDJに挿入されるため，NループⅠ型よりもSDJは画面上方向にみえてくる．

【解除法】　強い屈曲のまま挿入されている先端彎曲部がステッキ状の支点となるため，腹側に膨らんでいるSDJ肛側のスコープが，単なる右回旋による抜去では左側壁方向へ回転しながら抜けてくる．まず，アングル操作で管腔を中央に保つようにスコープを左回旋

しながら，ステッキ状の先端彎曲部の角度を鈍にし数cm抜去する．この操作により本来のNループに近い状態，すなわちSDJ右側からの挿入に変わるためスコープ先端がやや進んでいく．このまま左回旋で抜去しても先端が進まなくなり，軽い抵抗が伝わってくるので次に右回旋で抜去してくるとループが解除されるとともに下行結腸深部へと挿入されていく．重要なことは，抜去中，アングル操作で常に管腔を中央に保つことであり，粘膜面に接触すれば反対方向の回旋を試みる．

(2) αループ

＜αループⅠ型＞

【原　因】　遠位主要屈曲部を左回旋とPUSH操作で進めていくと発生する．S状結腸間膜左葉の生理的癒着が屈曲部付近だけでなく後腹膜付近まである場合に，Nループからαループへと変化していくことが多く，これは後腹膜付近の癒着が基点となって近位主要屈曲部(口側)付近の腸管がPUSH操作で右側に引っ張られるために起こる．SDJには緩やかなカーブで挿入されるため，SDJを経験せずに下行結腸に挿入されてしまうことが多い．

ときに，RSJにおいて進行方向が画面左方向にみえる場合に左回旋のままで戻さずにそのまま挿入していくと，S状結腸挿入初期からすでにαループの形成が始まっているので注意が必要である．

SDJ挿入時，αループはさまざまな挿入長を示すが，挿入長50cm以上の場合はほとんどがαループである．

【解除法】　遠位主要屈曲部において左回旋によるPUSH操作を続けSDJに挿入した場合，挿入長が50cm以下のときは，右回旋しながらスコープを抜去してくるだけで解除される．

挿入長が50cm以上の場合は，ループの半径が大きく右回旋のトルクがスコープに伝わらないため，先端が抜けない程度(挿入長50cm付近)まで右トルクで抜去しながらループを小さくしつつ右回旋すると解除される．ときに，挿入長が70cm近くあるが，脾彎曲部に到達していない場合がある．この場合，スコープ先端部よりループ外縁が頭側にあり，スコープを抜去してくると，全体がそのままの形状で尾側へ下がり，先端が抜けてくる．したがって，やむを得ずPUSH操作で脾彎曲部まで挿入し先端彎曲部を引っ掛けてから，前述したように右トルクで抜去しながらループを小さくしつつ右回旋すると解除される．

＜αループⅡ型＞

【原　因】　過伸展した状態のまま，近位主要屈曲部(口側)を左回旋で挿入した場合に発生する．前述した，SDJに腹側より到達したNループⅡ型形成状態に近いが，より左側よりSDJに到達した場合である(形状がどちらであるかはさほど問題ではない)．

過伸展した状態のまま左腹壁近くまでスコープを進め，SDJ付近で腹側を経由してやや右方向からSDJに挿入されるときに多く，Nループ様であるがSDJ直前で小さなαループが形成されている．したがって，SDJへはかなり鋭角に挿入されることになり挿入困難で被検者もかなりの苦痛を訴える．NループⅡ型よりも，SDJは画面上やや左にみえてく

ることが多い．

【解除法】　この場合，無理に挿入することは困難で，いったん脱気しながら挿入長20〜30cm付近までスコープを抜去し，再度右回旋を多用しながら挿入しつつSDJを右側からアプローチする．または，このままSDJを越えることができた場合は，NループⅡ型の解除に準拠するか，または左回旋によりαループⅠ型に変化させてから再挿入する．S状結腸挿入初期からのαループに対しては，画面左にみえるRSの屈曲部に先端が少し入った時点ですぐに右回旋でPULL BACKを行うことで解除できるが，ある程度挿入してから右回旋で解除を試みても難しいことが多い．このような症例は虫垂炎術後や右半結腸の憩室炎にみられることがある．

(3) 逆αループ

<逆αループⅠ型>

【原　因】　遠位主要屈曲部の口側の腸管は腹側へ走行するが，これに対し過度の右回旋とPUSH操作を行うと逆αループが発生しやすい．したがって，本来あるべき走行に逆行するように無理な方向への腸回転が生じるため，被検者はかなりの痛みを訴える場合が多い．SDJ挿入時，挿入長はあまり長くなく50cm程度が多いため，Nループとの区別がつきにくい場合がある．挿入長の割には被検者がかなりの苦痛を訴える場合，Nループではなく逆αループを考慮する必要がある．

また，NループではPUSH操作時に痛みを増しPULL操作では軽減するのに対し，逆αループでは両操作時ともに痛みを訴えることが多い．

【解除法】　ループの半径はαループほど大きくなく，スコープを単に左回旋で抜去してくると解除される．ただし，逆αループは前述の状況である程度推測できるが，判別しにくい場合は頻度的にNループかαループが多いので，まずこれらのループを念頭に解除を開始する．つまり，単にPULL BACKするか，右回旋でPULL BACKすると，スコープに抵抗を感じ，また被検者が疼痛を訴える場合は逆αループの場合が多く，その時点で解除を中止し左回旋でPULL BACKしてくる．

<逆αループⅡ型>

この形状を経験することはほとんどないが，解除法は右回旋しながらPULL BACKし，その後左回旋でPULL BACKしてくる．

表3は各ループの特徴をまとめたものである．

4. 大腸内視鏡挿入手技

表 3

名 称	Nループ		αループ		逆αループ	
	I型	II型	I型	II型	I型	II型
形 状	∩	∩↑	⌒Ω	⌒Ω↑	Ω↑	Ω↑
原 因	遠位主要屈曲部をPUSHまたは右回旋でPUSH	過伸展した状態で近位主要屈曲部（口側）を右回旋で挿入	遠位主要屈曲部を左回旋でPUSHまたはRSJから左回旋による挿入	過伸展した状態で近位主要屈曲部（口側）を左回旋で挿入	遠位主要屈曲部を過度の右回旋で挿入	ほとんど経験しない
挿入長	50cm以下	50cm以上	50cm以上多い	50cm以上	50cm以下	50cm以下
SDJ	画面右から挿入	画面右上から挿入，屈曲強い	経験せず	画面左上から挿入，屈曲強い	経験せず	経験せず
PUSHによる疼痛	+	++	+	++	+++	+++
PULLによる疼痛	-	-	(途中から+)	-	+++	+++
解除法	やや右回旋でPULL	左回旋でPULL後，右回旋でPULL	右回旋でPULL．挿入長大きい場合は脾彎曲部に引っかけてPULL．ループが小さくしてから右回旋でPULL	左回旋でPULL後，右回旋でPULL．または挿入長30cm付近まで抜去し，右回旋で再挿入．またはαループI型にして挿入	左回旋でPULL	右回旋でPULL後，左回旋でPULL

70

13）下行結腸への挿入

　下行結腸は後腹膜に固定された約10数cmの直線の腸管であり，内腔はHaustraの突出や半月ヒダが著明でなく，挿入に関してはさほど難しくない．S状結腸が直線化されておれば，そのままPUSH操作で管腔を進んでいく．下行結腸においてやや難しいのは以下の2つである．

（1）S状結腸に高度な癒着がある場合
　S状結腸に高度な癒着があるとスコープは右側・腹側へ引っ張られ，完全にはS状結腸を直線化できない場合がある．この場合，スコープはS状結腸部においてややたわみを持ったまま，スコープ先端部が下行結腸に挿入されているため，単なるPUSH操作で挿入すると反対に先端が抜けてくる場合がある．したがって，下行結腸深部まで，すなわち硬性を有するスコープ軟性部がSDJを越えるまで管腔保持回旋法により常に右トルクで挿入する必要がある．

（2）偽脾彎曲がある場合
　偽脾彎曲は，下行結腸上部において腹側・右側へ屈曲する腸管の一部であり（図32），可動性を有する．脾彎曲と偽脾彎曲とは区別し難いが，脾彎曲の場合は横行結腸に特徴的な三角形の管腔がみえるのに対し，偽脾彎曲の場合はスコープ先端部がまだ下行結腸内にあるため，ヒダの少ない管腔がみえ，しかもその管腔の口側は屈曲していることが多い．そのためPUSH操作ではスコープ先端部はステッキ状になるだけで，口側管腔は伸展し屈曲部は離れていき（paradoxical movement），また単なるPULL操作では屈曲部が近づくだけで越えることができない状況に陥る．

　偽脾彎曲は腹側・右側へ屈曲するため，被検者を左側臥位にすると口側の腸管が左方向へ移動してくるとともに空気が屈曲部に集まってくる．

　偽脾彎曲への対処法は，図33のように，被検者を左側臥位にしてスコープ先端部の管腔に空気を集め，軽く脱気していくと口側の屈曲部が近づいてくる．PULL操作のまま，UPアングルをDOWNアングルに変えつつ，画面下方向の屈曲部へリフト法で挿入する．

　DOWNアングルで屈曲部に届かない場合は，右トルクによるPULL操作で屈曲部を画面右方向に変え右スライド法で挿入していくと，屈曲部のヒダは画面下へ連続していくため，リフト法で挿入する．

　下行結腸上部の管腔が画面上方向から展開するため，アングルをニュートラルにしながらPUSHで挿入すると，本来の脾彎曲部に到達する．

4. 大腸内視鏡挿入手技

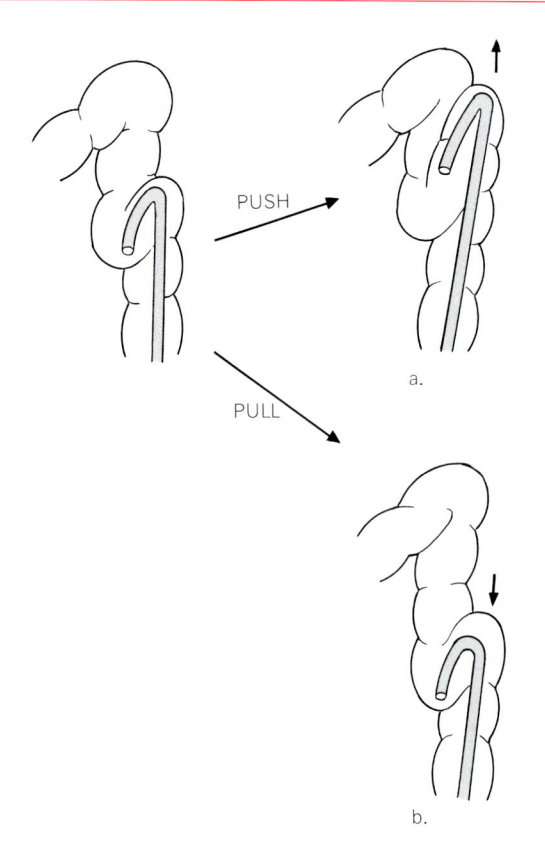

図32 偽脾彎曲におけるparadoxical movement（正面図）
　a．PUSH操作によりスコープ先端はステッキ状のまま頭側へ移動する．
　b．PULL操作によりスコープ先端はステッキ状のまま尾側へ移動する．

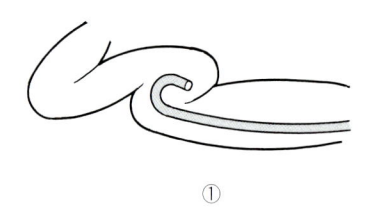

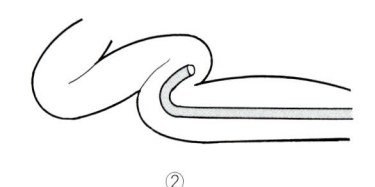

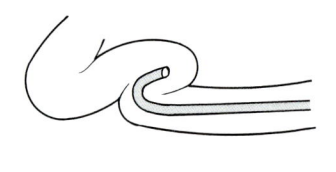

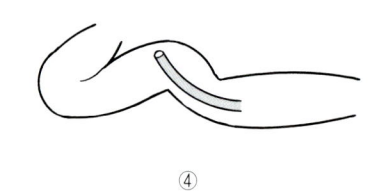

図33 偽脾彎曲への挿入法（右側面図）
① 仰臥位の場合．偽脾彎曲は右方向へ屈曲する．
② 左側臥位により口側腸管は左方向へ移動するとともに，屈曲部は画面下に移動する．
③ 脱気とととともにリフト法で挿入する．
④ 画面上方向から展開する下行結腸上部の管腔へ．アングルをニュートラルにするとともにPUSHする．

14）脾彎曲部への挿入

　図34aのように，下行結腸は上部においてやや背側へ向かい脾彎曲部を形成した後，腹側・右側を経由した後，尾側へ走行し横行結腸へと続いていくため，下行結腸上部において進行方向は画面左上にみえてくる．その方向にPUSHで挿入すると管腔が開け，その口側に特徴的な三角形の横行結腸管腔がみえる．

　スコープ先端はUP ＆ LEFTアングルになっているため，横行結腸左側管腔を必ず画面下方向へ固定させ，そのままDOWNアングルに変えつつPUSH操作を行うと，スコープが横行結腸中央部へと進んでいく場合が多い．このように，脾彎曲部から横行結腸左側へはDOWNアングルによるPUSH操作を基本とする．しかし，横行結腸管腔がみえにくい場合は脾彎曲部の屈曲が鋭角であるため，PUSH操作だけでは先端彎曲部が強く屈曲した状態を保ったまま頭側・背側へ移動する場合が多く，それ以上PUSHするとS状結腸にたわみが生じるだけで，スコープ先端は全く進まず被検者に苦痛を与えることになる（図34b）．したがって，いわゆるステッキ状となっている先端彎曲部の屈曲を鈍角にすることが脾彎曲部を越える点で重要となってくる．これには様々な方法があり，以下にその手技を列挙する．

（1）彎曲部の屈曲が緩やかな場合

　DOWNアングルぎみのPUSH操作と同時に被検者に深吸気をさせると，脾臓が下垂し屈曲部がより鈍になるとともに，スコープは進行方向へ押し進められる（図35）．

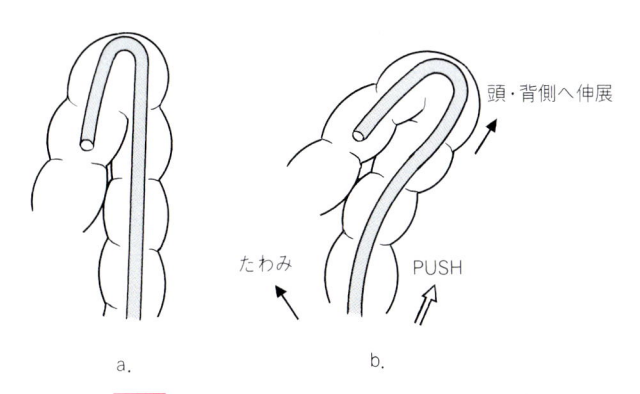

図34 脾彎曲部の解剖とスコープ先端の関係

a．正面図．脾彎曲部は腹側・右側へ走行するため，スコープ先端はUP ＆ LEFTアングルになる．

b．右側面図．PUSH操作単独では，スコープ先端はステッキ状態のまま頭側・背側へ移動し，よりPUSHするとS状結腸におけるスコープがたわみ始める．

4. 大腸内視鏡挿入手技

右側臥位
深吸気

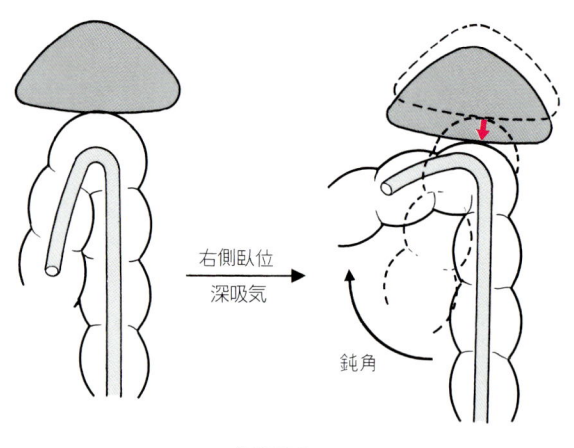

鈍角

（正面図）

図35 脾彎曲部への挿入法（彎曲部の屈曲が緩やかな場合）

右側臥位とともに深吸気による脾臓の下垂により脾彎曲部は鈍角になるため，DOWNアングル操作でスコープ先端のステッキ形状を解消しながらPUSHする．

(2) 彎曲部の屈曲が急峻な場合

①右側臥位により，横行結腸左側が右方向へ移動し，彎曲部の角度が鈍になりPUSH操作のみでスコープが進む(図35)．

②現在のUP & LEFTアングルを解除しながら，DOWNアングルへ変化させ画面下の腸管を頭側へ持ち上げるようにして挿入する(リフト法参照)．このとき，DOWNアングル時にややPULL操作を加えると屈曲部がより鈍になり，DOWNアングル操作だけでスコープが進んでいく．この後，左回旋を加えることにより横行結腸背側のヒダを短縮しながらPUSHすると横行結腸中央部へと挿入される(図36，写真17)．

とくに脾彎曲部の屈曲が強い場合は，画面下にわずかに進行方向がみえるのでPULLぎみにDOWNアングルをかけていくと，次々と画面下にヒダが展開しやがて画面上方向から管腔が開口する．つまり，画面右下が腹側になるためDOWNアングルで画面下方向のヒダ，すなわち横行結腸腹側の腸管壁を頭側から背側へと押し上げるようにして，脾彎曲部の角度を鈍にすると同時に短縮する．

屈曲部に回転が生じているために進行屈曲部が画面下以外に位置する場合も，スコープの回旋により必ず画面下に移動させDOWNアングルで挿入する．

上記の手技を同時に行うことでほとんど横行結腸中央部へと進むことが可能である．これらの操作で挿入できない場合は以下の手技を行う．

③右側臥位・深吸気・DOWNアングルの複合操作に加えて，一度のPUSH操作でスコープを進めようとせず，先端彎曲部の根部が屈曲部を越えるまで，右トルクによる少しのPUSH操作，PULL操作を繰り返し，屈曲部を越えた時点で一気にPUSHする．

具体的にはDOWNアングルとともに，S状結腸が少したわむまでの4～5cm右トルクで

14）脾彎曲部への挿入

(正面図)　(正面図)

(頭側図)　(頭側図)
①　②

(正面図)　(正面図)

(頭側図)　(頭側図)
③　④

図36 脾彎曲部への挿入法(彎曲部の屈曲が急峻な場合)
① 画面下のスリット状の脾彎曲部にPULL操作で挿入していく（写真17-①）．
② PULL操作のままDOWNアングルで画面下の粘膜を持ち上げていく（リフト法参照）（写真17-②）．
③ DOWNアングルのまま少し左回旋をかけると画面上から横行結腸左側の管腔が展開してくる（写真17-③）．
④ 左回旋で横行結腸左側の背側ヒダを短縮しながら開口した管腔へPUSHで挿入する（写真17-④）．

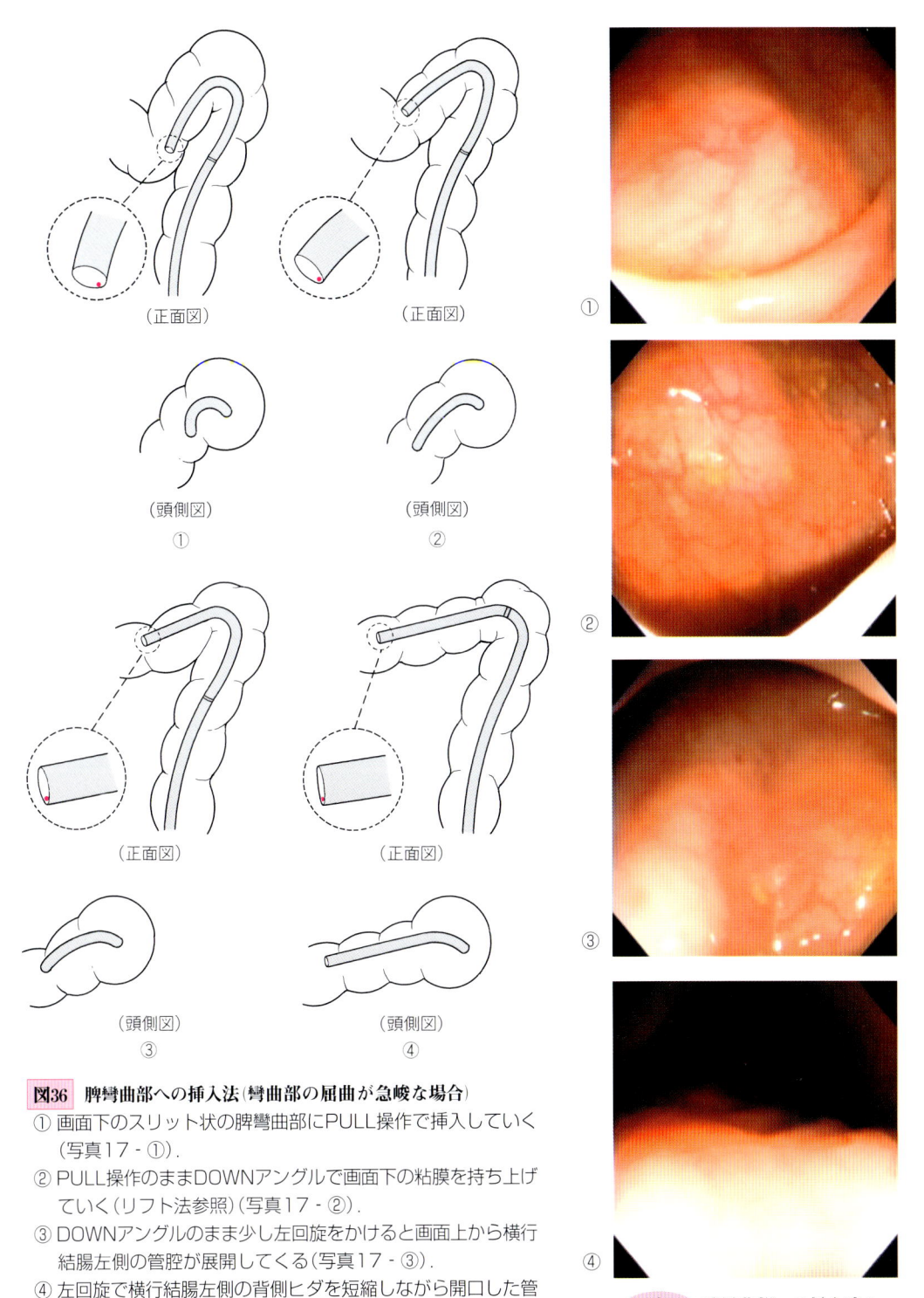

①
②
③
④

写真17 脾彎曲部への挿入時の内視鏡像

75

4. 大腸内視鏡挿入手技

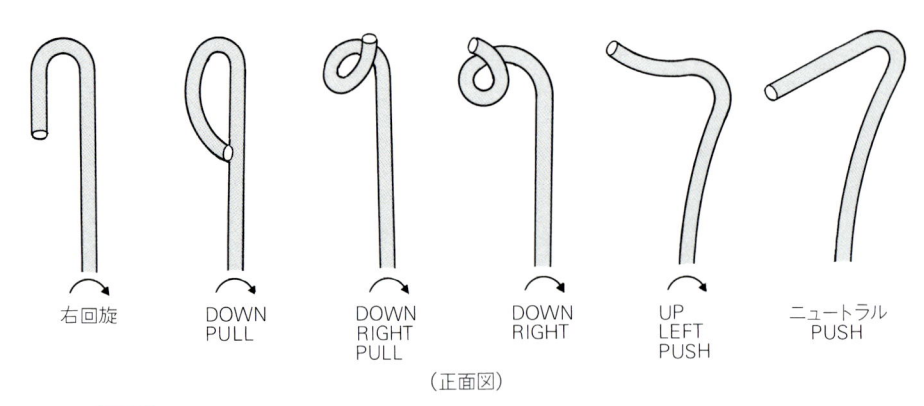

右回旋　DOWN PULL　DOWN RIGHT PULL　DOWN RIGHT　UP LEFT PUSH　ニュートラル PUSH
（正面図）

図37 管腔保持回旋法による脾彎曲部への挿入法（脾彎曲部の固定が緩い場合）

PUSHする．この操作でスコープは自身の硬性により少し進むがこれ以降はたわみ始める．数cmのPULL操作でたわみ分だけをとり，スコープをストレートにして再びPUSHする．以上の操作を繰り返すと徐々にスコープが進み，先端彎曲部の根部が屈曲部を越えるとPUSH時に抵抗がなくなり，一気に押し込むことができるようになる．
　④管腔保持回旋法により挿入していく．すなわち，現在のUP ＆ LEFTアングルを解除しながらDOWNアングルへ，その後RIGHTアングルへと変化させながら管腔中央に保ちつつ右回旋で挿入していく（図37）．⇨本章の「9）管腔保持回旋法」の項参照
　脾彎曲部の越える操作手技は初期のPULL操作に続くPUSH操作となるが，PULL操作時にいかに屈曲部を鈍にするか，またPUSH操作時にいかにS状結腸をたわませないかが重要になってくる．前者は①または②により，後者は③または④の手技により克服することが可能である．

(3) 脾結腸靭帯が緩く脾彎曲部の固定が Free 状態の場合

　この場合，PUSH，PULL操作を行っても彎曲部の上下移動だけになりやすいため，管腔保持回旋法により挿入していく．右側臥位で，現在のUP ＆ LEFTアングルを解除しながらDOWNアングルへ，その後RIGHTアングルへと変化させながら管腔中央に保ちつつ右回旋で挿入していく（図37）．

(4) 横行結腸左側が左方向へ走行する場合

　過度の右回旋による脾彎曲部への挿入や通常とは異なった走行パターンによりスコープが左側壁を向いている場合があるが，この場合は管腔がみえない場合が多く，また痛みを訴えることが多い（図38 a）．このままPUSH操作を続けて横行結腸へ挿入しても，深部へ行くほど痛みを訴える場合は，この状態にあることを考えなければならない．また，挿入長がやや長いことも指標となり，スコープが中央部より口側に挿入された場合，通常PULL操作により肝彎曲部まで進んでいくが，PULL操作により疼痛を訴え，スコープも進まないときは，必ず，図38 bの状態にあり，PULL操作とともに約180度左回旋して解除す

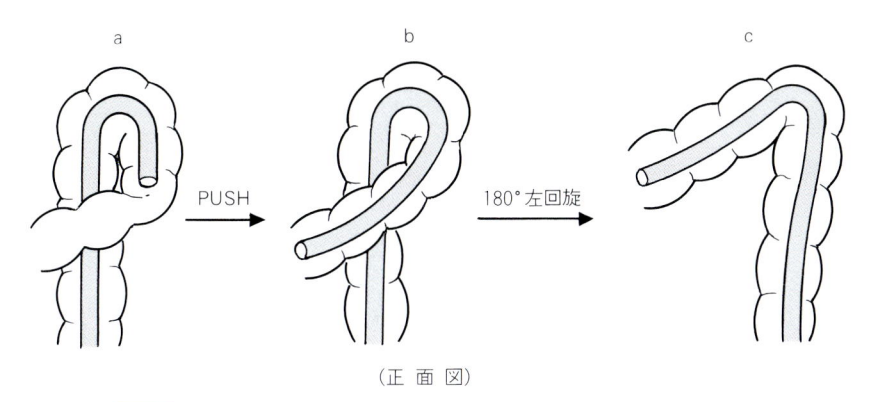

図38 特殊な脾彎曲部の挿入法（横行結腸が左方向へ走行する場合）
PUSH操作により（b）の状態になるため，PULL操作とともに180°左回旋により解除する．

る（図38c）．

（5）横行結腸左側が右方向へかなり走行したのち尾側へ向かう場合

　本来の中央屈曲部の肛側に緩やかな屈曲部を有するため，PUSH操作による挿入では，大きなループを形成したまま中央屈曲部に到達することになる．したがって，スコープ先端の引っ掛かりがなく，またループが大きいため，左回旋とPULL操作による解除を試みても，スコープ先端が抜去し解除不可能となる．

　まず，左側臥位にして空気を屈曲部近くに集め，手前の管腔側から脱気しつつ腸管を短縮させ，PUSH操作で屈曲部へ挿入する．このままPUSH操作を続けていくと，屈曲部が右側へ過伸展したままスコープ先端は進まず，S状結腸がたわみ始め，やがて被検者が疼痛を訴える．スコープのたわみを用手圧迫によって抑えながら無理に挿入すると，ループを形成したまま深部へと挿入されるが，やがてスコープの有効長が足りなくなり挿入できなくなる．

　したがって，屈曲部を越えると抵抗のある状態までPULL BACKする．PULL状態のまま右回旋で調節しながら，スリット状に屈曲する進行方向を画面右へ移動させ，アングルをRIGHTへと変化させスライドするように挿入すると，すぐに左方向に開けた管腔がみえてくる．PULL状態のままLEFTアングル操作と左回旋で挿入し，アングルをニュートラルに戻しながら左トルクでPUSHすると，屈曲部が短縮・直線化されるとともに横行結腸中央部へ挿入される（図39）．

4. 大腸内視鏡挿入手技

図39 特殊な脾彎曲部の挿入法（横行結腸左側が右上方向へかなり走行した後，尾側へ向かう場合）

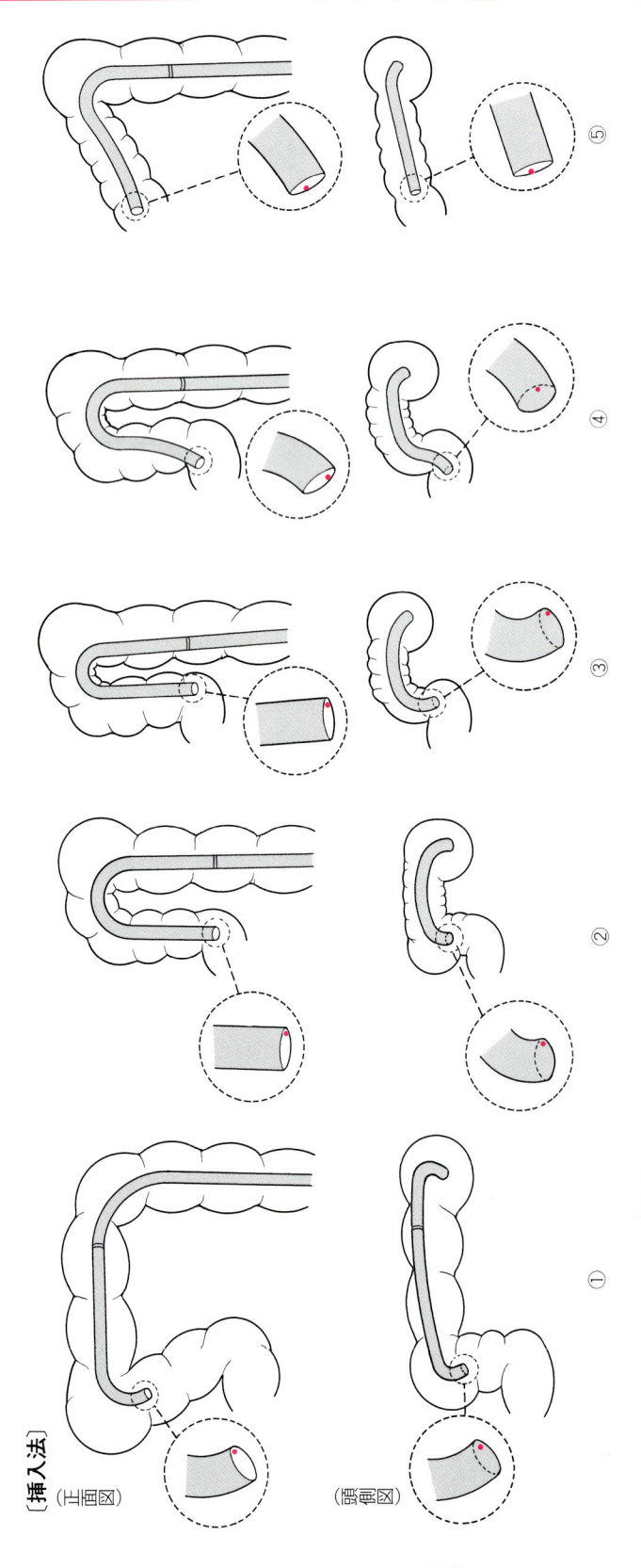

[原　因] 横行結腸左側が右側へかなりの走行した後，尾側へ向かう場合はPUSH操作のみでは過伸展となる。

[挿入法]
① 左側臥位で脱気しつつPUSHにより屈曲部を越える。
② PULL操作により右に進行方向がみえる。
③ 右トルクによりRIGHTアングルでスライドさせると，すぐに左に管腔が開口する。
④ 左回旋によりLEFTアングルで越える。
⑤ そのまま左回旋でPUSHする。

78

15）横行結腸への挿入

　横行結腸は，横行結腸間膜により後腹膜に付着した可動性に富む腸管である．図40のように，走行パターンは脾彎曲部から中央部まで尾側・腹側へ向かった後，やや屈曲して頭側・背側へ走行し肝彎曲部に至るが，長さに個人差があるため中央部の屈曲部が様々な角度を呈する．最も下垂する中央部は身体のやや右に位置することが多い．

　したがって，横行結腸の基本的挿入概念はＳ状結腸の基本的挿入概念と同様，脾彎曲部と肝彎曲部を結んだライン上に腸管を短縮・直線化することである．ただ，Ｓ状結腸の場合とは逆方向の挿入になるため，左回旋の手技がほとんどを占め，とくに中央部の屈曲は逆αループになるため左回旋とPULL操作の複合操作により解除される．横行結腸は検査前より空気が充満している場合が多く，上記のループ形成は脱気によりかなり軽減される．

　また，内腔は３本の結腸紐と半月ヒダにより特徴的な三角形を呈するため，内視鏡的には検査中さまざまな面で指標となり役立つことが多い．以下に横行結腸の挿入法を解説するとともに，横行結腸主要部位におけるスコープ先端の回旋状態を図41に示す．また，横行結腸挿入時のスコープ操作について表４にまとめる．

（1）中央部の屈曲が緩やかな場合

　脾彎曲部をDOWNアングルで越えると，横行結腸中央部までは軽い左回旋とPUSH操作のみでさほど難しくはない．中央部の屈曲が緩やかな場合は管腔が中央部より口側までみえ，屈曲部に気づくことなく以深へ挿入できることが多い．その後，アングルをニュートラルに戻しつつ，管腔中央に保つように左回旋で調節しながらPULL BACKしてくると，横行結腸が短縮・直線化するとともに横行結腸右側までスコープが進んでいく．途中より右回旋でPULL BACKすると肝彎曲部に達する．この間，常に管腔をつぶさないように軽く脱気しながらスコープを進めていくと，後々，肝彎曲における挿入が容易になる．

（2）中央部の屈曲が急峻な場合

　図41のように，中央部屈曲付近まで左回旋でPUSHしていくと，スコープ先端は画面上方向が背側になり，中央部口側は頭側・背側へ屈曲するため，進行方向はわずかに画面左上にみえてくる．

　したがって，ほぼニュートラルになっているアングルをUP & LEFTアングルにしながら，軽い左回旋でPUSHすると横行結腸右側の管腔がみえてくる．この後，アングルを戻しつつ管腔中央に保つように調節しながら，強い左回旋でPULL BACKしてスコープを進め，横行結腸右側からは右回旋に変えてPULL BACKし，肝彎曲部に到達する．

4. 大腸内視鏡挿入手技

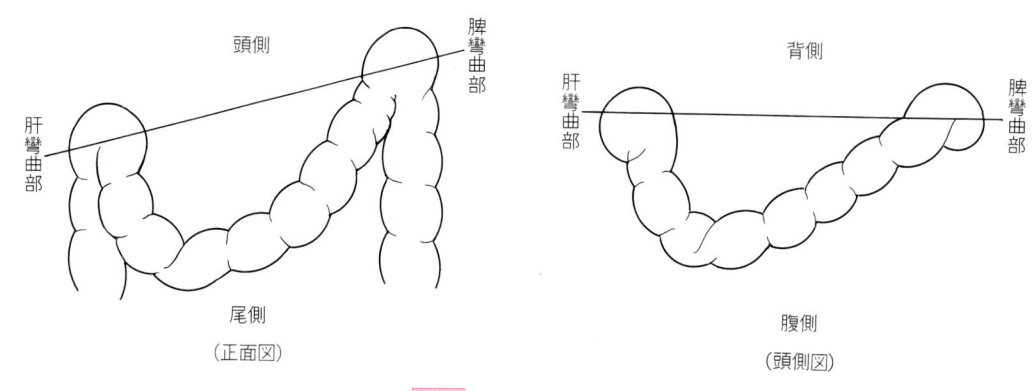

図40 横行結腸の解剖
脾彎曲部から中央部まで腹側・尾側へ走行した後，背側・頭側へ走行し肝彎曲部に至る．通常，肝彎曲部は脾彎曲部より低位にある．

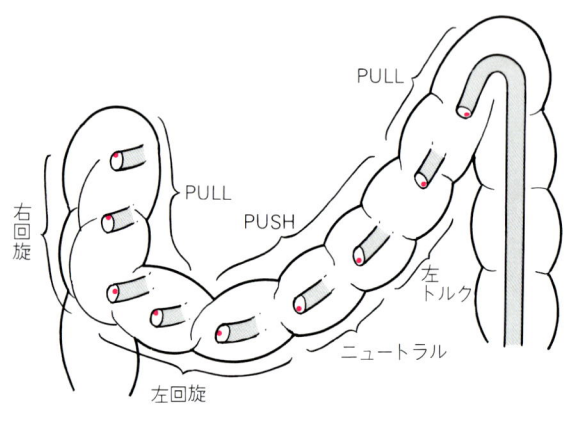

図41 横行結腸主要部位におけるスコープ先端の回旋状態
ただし，深部への挿入とともに横行結腸は直線化されるため，深部以降のスコープ先端はほぼ水平になる．

表4 横行結腸への挿入時のスコープ操作

部 位	アングル操作	PUSH/PULL	回 旋
脾彎曲部	UPアングルの解除	PULL	左トルク
左 側	ニュートラル	PUSH	ニュートラル
中央部・肛側	UP & LEFT	PUSH	左回旋
中央部・口側	ニュートラル	PULL	左回旋
右 側	RIGHT or UP*	PULL	右回旋

＊肝彎曲部が高位にある場合は強めの右回旋とともにUPアングルで挿入する．

(3) 横行結腸のループ形成と解除法

　中央部の屈曲角度は横行結腸の長さに比例し，長くなるほど鋭角になり捻れの程度が強くなる．したがって，横行結腸の下垂が強く屈曲部を直線化できずに，逆αループ（横行結腸のループはほとんど逆αループであるが，まれに中央屈曲部が身体の左側にあるときはαループになる場合がある）のまま肝彎曲部付近まで挿入される場合がある．この状態は，スコープ先端が明らかに肝彎曲部付近にあるのに挿入長が80cm以上あり，PUSH・PULL操作ともに先端が抜去されてくることから判断できる．この場合，ループの半径が大きいため左回旋してもループは解除されない．PUSH操作で肝彎曲部を越えてからスコープ先端を彎曲部に引っ掛け，PULL操作でループの半径を小さくしてから左回旋で解除する(図42)．実際は，PULL操作により肝彎曲部の横行結腸が頭側へ引き上げられるため，肝彎曲部が鈍角になり，引っ掛からずにスコープが抜去されてくる場合が多い．

　このような場合は，脾彎曲部まで抜去し被検者を右側臥位にすると，横行結腸左側の腸管内空気が脾彎曲部付近に集まるため，脱気しながら徐々にスコープを進めていく．屈曲部付近に先端が近づけば，左側臥位に変えて腸管内空気を屈曲部付近に集め脱気する．この操作により左側の腸管は短縮され，屈曲部はやや鈍角になるため（屈曲部はスリット状よりはやや開きぎみになるだけで管腔はみえない），UP & LEFTアングルにしながら，軽い左回旋でPUSHすると横行結腸右側の管腔がみえてくる．このアングルを強くかけたまま強い左回旋でPULL操作を行うとともに，ループを解除しつつ脱気しながら左回旋でスコープを進めていくと，横行結腸は短縮・直線化される．

　たとえループを解除しないまま上行結腸に挿入できても，中間長のスコープでは盲腸まで到達できず，いずれにしろループ解除を余儀なくされる場合が多い．このように横行結腸はループを形成してしまうと解除が難しいため，横行結腸挿入時は常に管腔をつぶさない程度に脱気を心掛けながら挿入していく．1つの目安として，高身長の男性や痩せた女性に検査を行う場合，横行結腸の下垂があることを念頭に入れて，横行結腸左側挿入時から脱気を心掛ける必要がある．また，脾彎曲部が急峻である場合も高度の下垂があることが多く，横行結腸左側挿入の最初から脱気しつつ挿入していく．

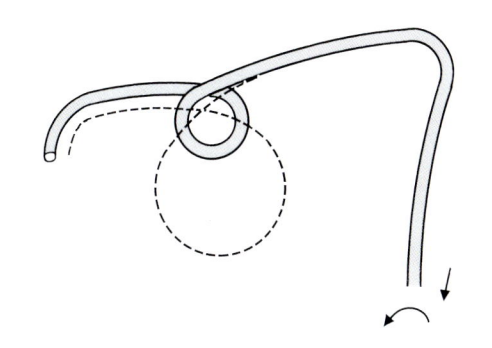

図42　横行結腸のループ形成と解除法（正面図）
　左トルクのPULL操作によりループの半径を小さくする．その後，左回旋により解除する．解除の確認は60cm前後の挿入長とスコープのフリー感による．

4. 大腸内視鏡挿入手技

16) 肝彎曲部への挿入

　横行結腸右側はやや右上方向へ走行した後，緩やかなカーブで頭側・背側に向かって走行し，やや右方向への屈曲を呈して肝彎曲部を形成し，上行結腸へと続いていく．肝彎曲部の多くは脾彎曲部より低位にあり，そのため横行結腸の中央屈曲部を越えると，PULL操作により脾彎曲部と中央屈曲部が支点となる吊り天秤の作用で，スコープは肝彎曲部まで到達する．これにより，横行結腸右側は頭側へ反転するとともに肝彎曲部は直線化し，スコープは容易に上行結腸に挿入される．

　このように，肝彎曲部が脾彎曲部より低位であるほど挿入はたやすいが，この相互位置パターンには個人差があり，挿入法も異なってくる．

　以下に，肝彎曲部と脾彎曲部の相互位置パターンにおける様々な挿入法を解説する．

(1) 肝彎曲部が脾彎曲部よりかなり低位にある場合 (図43，写真18)

　相互位置パターンの約20％以上を占める．

　左回旋とPULL操作で横行結腸右側を進んでいくと肝青斑が確認され，管腔は画面右上方向へ緩やかに屈曲してみえる．まず，LEFTアングルで屈曲部と反対の外側部を脱気して，やや横行結腸右側腸管を短縮しておくと，後々肝彎曲部挿入時に役立つことがある．

　そのままPULL操作を続けながら，右回旋へと変化させつつ画面右上に連続して展開する横行結腸右側へUPアングルで挿入し，PULL操作を続けると肝彎曲部に到達する．このとき横行結腸はほぼ直線化し，右側腸管は頭側へ引き上げられているため肝彎曲部はかなり鈍角になっている．

　肝彎曲部の屈曲部は，画面右にわずかに開いてみえてくるため，RIGHTアングルで肝彎曲部内側のヒダをスライドしていくようにPULL操作を行うと，肝彎曲部の管腔は画面右方向に展開する．横行結腸右側の反転とともに肝彎曲部はほぼ直線化するため，アングルをニュートラルに戻しながら上行結腸へPUSHで挿入する．

(2) 肝彎曲部が脾彎曲部よりやや低位にある場合 (図44，写真19)

　相互位置パターンの約70％を占める．

　肝彎曲部までは前述したパターンと同様の手技となるが，肝彎曲部は画面右にみえてくるにもかかわらず，PULL操作で屈曲部に近づくだけで，それ以上スコープが進まず，RIGHTアングル操作だけでは屈曲部に挿入できない．

　この場合，右回旋により，腹側へ膨らむスコープ先端を頭側へ反転させるように肝彎曲部・横行結腸右側を直線化し，また右回旋により，画面上方向に移動する肝彎曲部を彎曲角度の大きいUPアングルを使用して挿入する．

　まず，横行結腸右側を右回旋とPULL操作で短縮していくと，画面右上に肝彎曲部がみえてくる．右回旋により，腹側へ膨らむスコープ先端は頭側へ回旋するとともに肝彎曲部

肛側腸管も頭側へ反転し，肝・脾彎曲部を結んだライン上に直線化される．また，右回旋によりスコープ先端は前進し，肝彎曲部は画面上方向へ移動するため，UPアングルで肝彎曲部内側・やや腹側ヒダに引っ掛け，PULL BACKすると肝彎曲部はかなり直線に近い角度になる．ただし，肝彎曲部は脾彎曲部ほど急峻でなく，やや距離をもって背側へ向かったのち上行結腸へと続くため，最初の屈曲部へ挿入すると閉じぎみの管腔が画面右上に連続して展開する．この連続する管腔，すなわち肝彎曲部そのものをPULL操作による右回旋とUPアングルで短縮することにより，上行結腸と横行結腸が緩やかなカーブを描くようになる．UPアングルをやや戻すと同時に上行結腸の管腔にPUSHで挿入する．

　(1)の場合，上行結腸へのスコープ先端挿入角はほぼストレートであるのに対し，この場合，スコープは180度右回旋した状態で，先端は反転して上行結腸へ挿入される．

　深吸気により肝臓が下垂し，屈曲部がスコープ側に近づくため，UPアングル単独では届かない場合は，深吸気と同時にUPアングルをかけて挿入する．以上の操作は数mmの距離が挿入可，不可の分岐点になるため，前述したように横行結腸挿入時の脱気が重要となる．

　また，胆嚢摘出手術既往のため肝彎曲部に高度癒着がある場合は，UPアングルによるPULL操作を数回やや強めに行い，肝彎曲部を鈍角にして挿入する．

(3) 肝彎曲部が脾彎曲部とほぼ同位置にある場合 (図45)

　相互位置パターンの10％に満たない．

　この場合，肝彎曲部付近まではPULL操作により近づくが，それ以上はスコープが進まず，PUSH操作でしか肝彎曲部を越えることができない．しかし，横行結腸に空気が充満した状態では横行結腸右側の屈曲部が尾側・腹側に伸展しているため，PUSH操作によりスコープ先端は尾側・腹側にたわむだけで進まない．したがって，横行結腸内の空気を吸引することにより，横行結腸を直線化する必要が生じる．

　左側臥位で腸管内空気を肝彎曲部付近に集め，脾彎曲部までスコープを抜去し，肛側より再度脱気しながら挿入していくと，スコープはかなり直線に近い状態で肝彎曲部に到達することができる．

　以上の挿入手技でも不可能な場合は，右季肋部付近において尾側・腹側に伸展する横行結腸右側の用手圧迫が必要となる．この場合は，手掌による用手圧迫ではなく，右季肋下部に手指を突き刺すようにして，伸展してくるスコープ先端彎曲部を止めるように行う．これに加えS状結腸もたわむ場合は，左下腹部付近の用手圧迫が必要となるが，このようなケースは肥満体の被検者に多いため，用手圧迫も効果を発揮せず，内視鏡検査症例中，最も困難な症例のひとつとなる．

　筆者は検査中ほとんど用手圧迫を使用しないが，上記の場合，ときに使用することがある．用手圧迫を必要としているということは，PUSH操作による過伸展を生じていることであるため，安易に用手圧迫に頼らず，極力このような挿入を避けるよう努力しなければ

4. 大腸内視鏡挿入手技

(正面図)

(頭側図)

(右側面図)

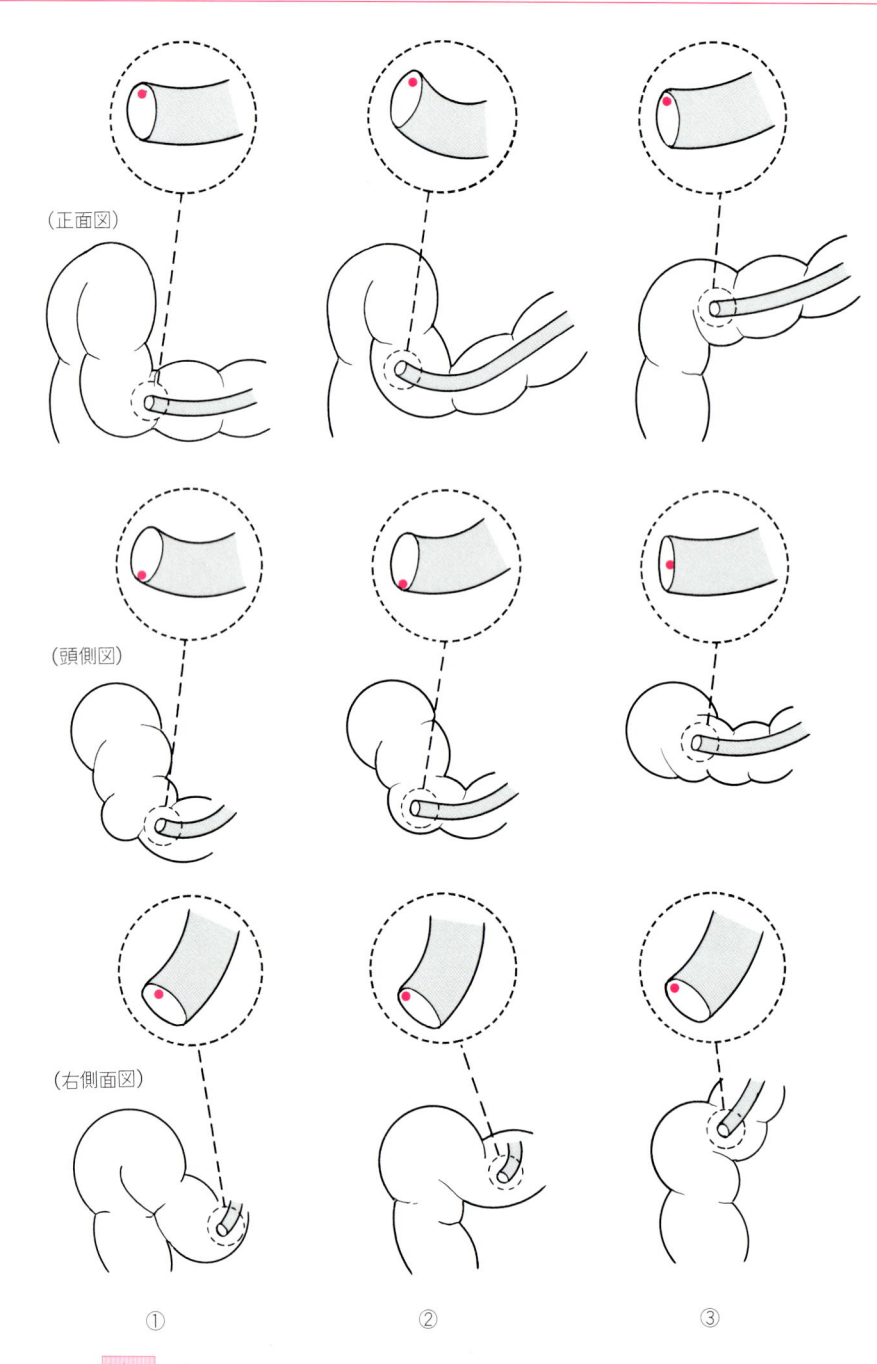

① ② ③

図43 肝彎曲部への挿入法（肝彎曲部が脾彎曲部よりかなり低位にある場合）
① 左回旋とPULL操作で横行結腸右側に近づくと，管腔は画面右上へ緩やかに屈曲する（写真18 - ①）．
② PULL操作を続けながら画面右上へ展開する管腔へ右回旋とUPアングルで挿入する（写真18 - ②）．
③ PULL操作により肝彎曲部が画面右にわずかに開口する（写真18 - ③）．
④ PULL操作のままRIGHTアングルで肝彎曲内側ヒダをスライドさせていく（写真18 - ④）．
⑤ 肝彎曲部がほぼ直線化されるとともに，上行結腸管腔へニュートラルに戻しながらPUSHで挿入する（写真18 - ⑤）．

16）肝彎曲部への挿入

①

②

③

④ ⑤

④

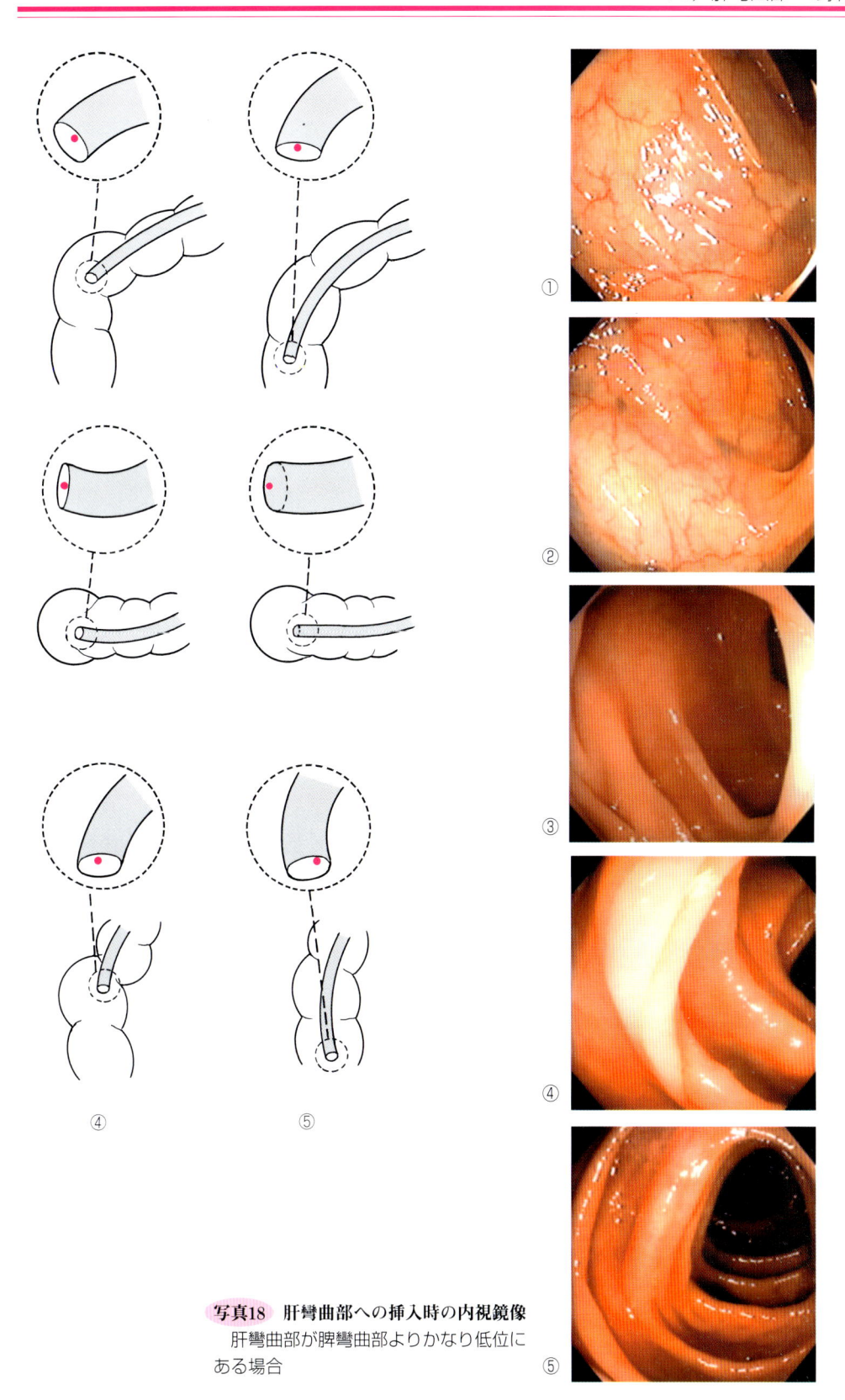

⑤

写真18　肝彎曲部への挿入時の内視鏡像
　肝彎曲部が脾彎曲部よりかなり低位にある場合

4. 大腸内視鏡挿入手技

(正面図)

(頭側図)

(右側面図)

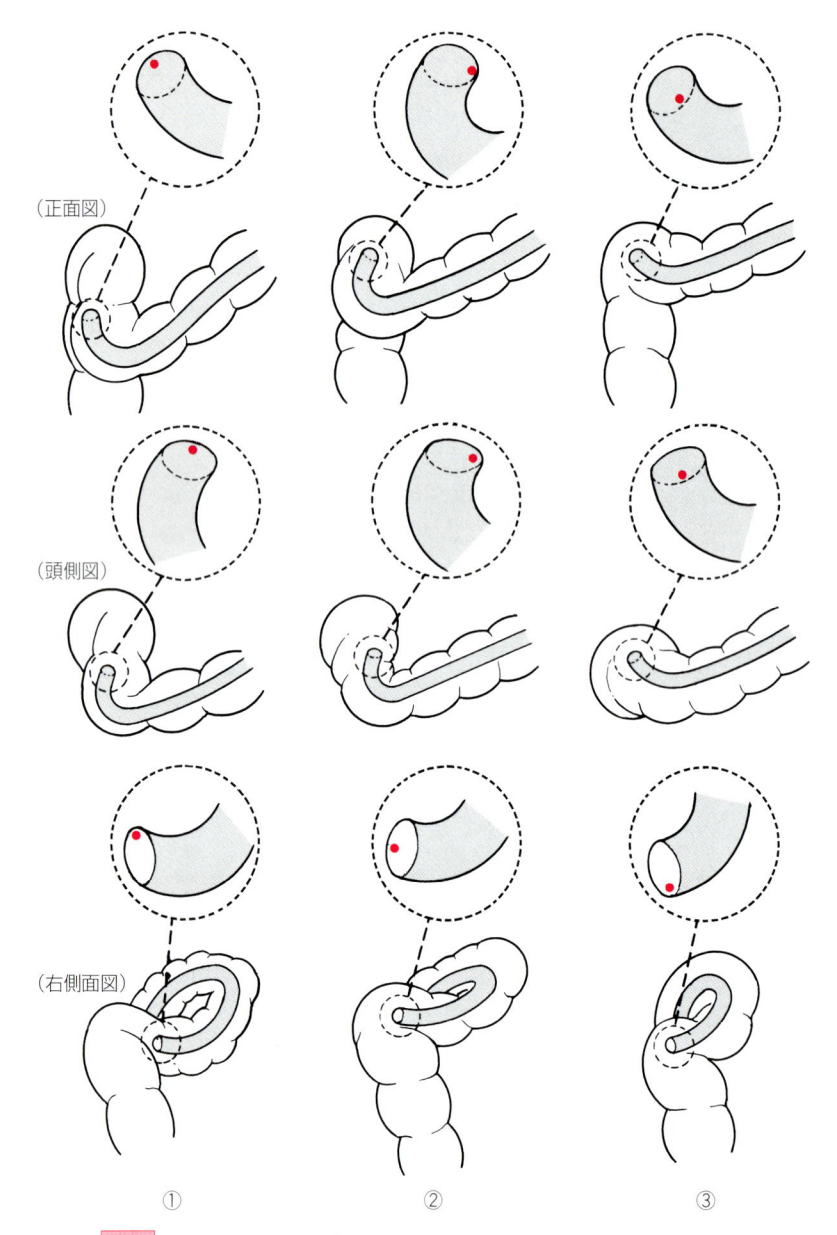

① ② ③

図44 肝彎曲部への挿入法(肝彎曲部が脾彎曲部よりやや低位にある場合)

① 画面右上に展開する横行結腸右側の管腔を右回旋によるPULL操作とともにUPアングルで捉えていく(写真19-①).
② 横行結腸右側を右回旋とPULL操作で短縮していくと,画面右上に肝彎曲部がみえてくる(写真19-②).
③ 画面右上にみえる肝彎曲部にPULL操作で近づきながら,右回旋により画面上に移動させる(写真19-③).
④ 右回旋により腹側へ膨らむ肝彎曲部肛側腸管は頭側へ反転し,肝・脾彎曲部を結んだライン上に直線化する.肝彎曲部内側ヒダを深吸気とともにPULL BACKしながらUPアングルで越える(写真19-④).
⑤ 肝彎曲部は緩やかなカーブを描くため,上行結腸へPUSHで挿入する.図43と異なりスコープは180度右回旋し,先端は反転し挿入される(写真19-⑤).

16) 肝彎曲部への挿入

① ② ③ ④ ⑤

写真19　肝彎曲部への挿入時の内視鏡像
　肝彎曲部が脾彎曲部よりやや低位にある場合

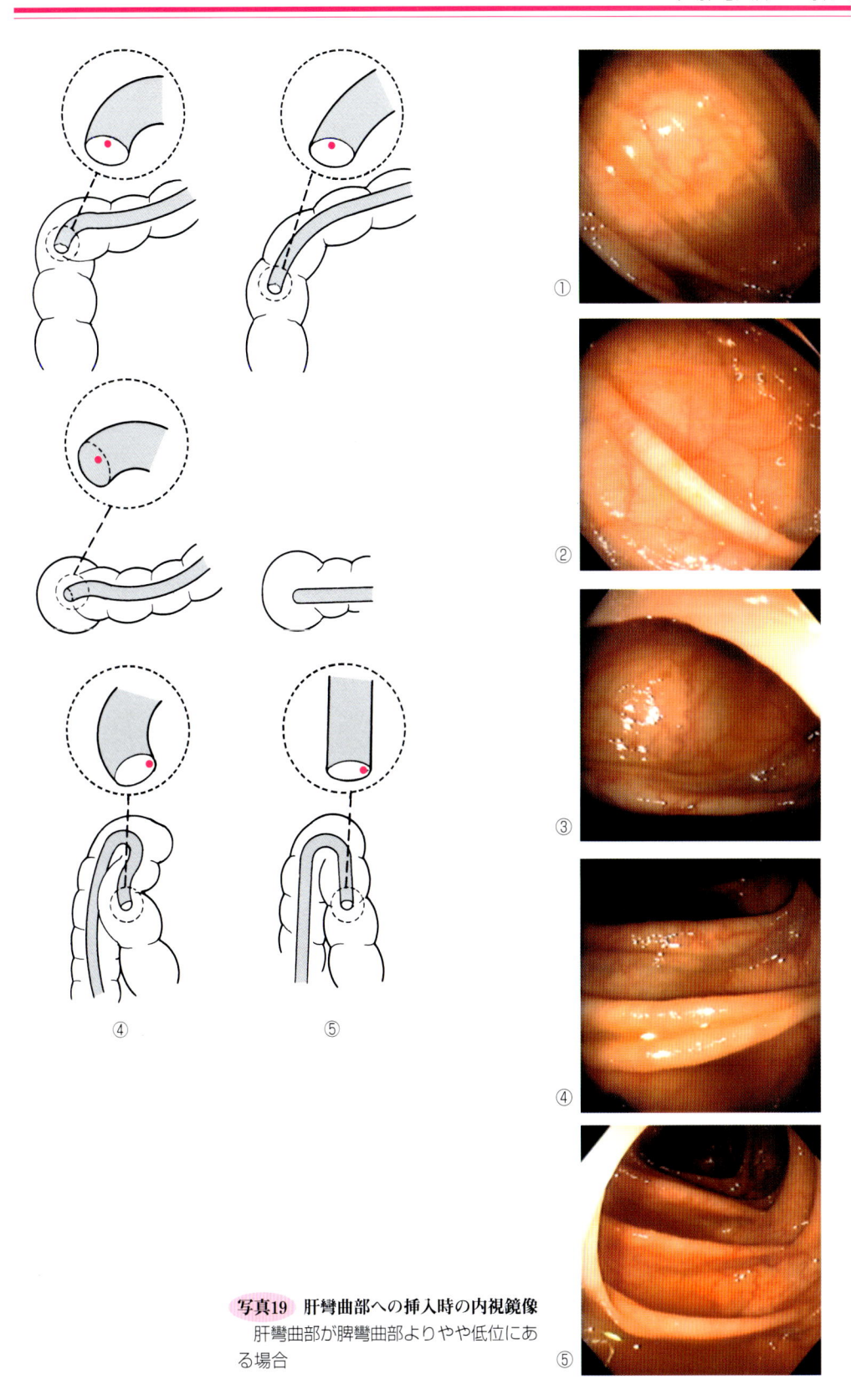

87

4. 大腸内視鏡挿入手技

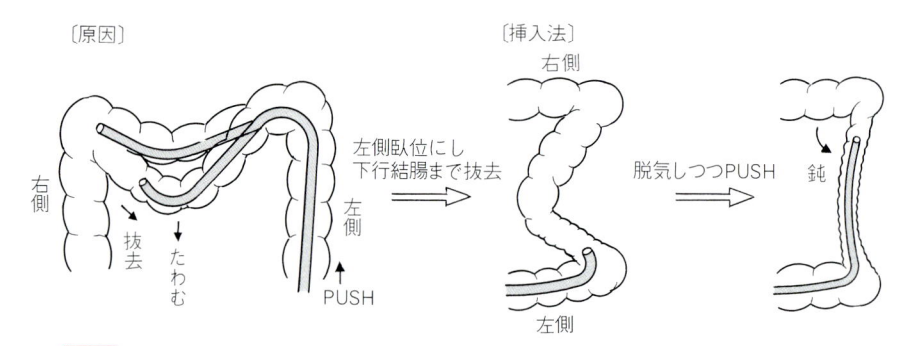

図45 特殊な肝彎曲部への挿入法（肝彎曲部と脾彎曲部が同位置にある場合）（正面図）
〔原　因〕　肝彎曲部と脾彎曲部が同位置にある場合，図の左端のようにPUSHによるparadoxical movementが起こる．
〔挿入法〕　左側臥位で脱気して，横行結腸を直線化しながら挿入する．

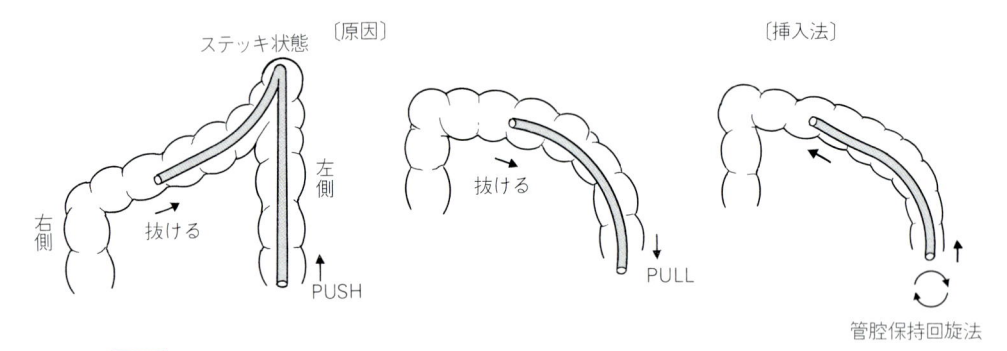

図46 管腔保持回旋法による肝彎曲部への挿入法（脾彎曲部の固定が緩い場合）（正面図）
〔原　因〕　脾彎曲部の固定が緩い場合，PUSH，PULL操作ともにスコープは抜去される．
〔挿入法〕　管腔保持回旋法により脾彎曲部を直線化しながら挿入する．

ならない．

　これらの手技によっても挿入が不可能な場合のみ，スライディングチューブを使用する．ただし，脱着式でなければチューブを装着してから再挿入しなければならないが，早めに決断し再挿入したほうがよい場合が多い．再挿入しやすいように抜去中は脱気のみに専念する．また，チューブを使用する場合はS状結腸を完全に直線化してから挿入するが，その際スコープとチューブの間に腸管粘膜を巻き込んで出血や穿孔を起こす危険性があるため極力注意を要する．

(4) 肝彎曲部が脾彎曲部より高位にある場合（図46）

　まれである．脾彎曲部の固定が弱いために，PULL操作により脾彎曲部が下垂し，相対的に肝彎曲部が高位となる．PULL・PUSH操作ともに脾彎曲部が上下移動するだけで，スコープが肝彎曲部から離れていく．横行結腸右側にあるスコープ先端が，右トルクのPULL操作によりほとんど動かないのに挿入長が約40cmの場合，脾彎曲部の固定が緩い状

16）肝彎曲部への挿入

態にあると判断する．

　まず，PUSH操作でスコープ先端を横行結腸右側限界まで進め，その後，これ以上PULL操作を行うと抜けてくるというぎりぎり（約40cm）までスコープを抜去する．この操作により脾彎曲部がかなり鈍角になり，肝彎曲部から下行結腸中央までが直線に近い状態になる．右トルクで徐々にPUSHしながら，脾彎曲部の鈍角を保ちつつ肝彎曲部まで近づき，管腔保持回旋法で屈曲部を画面上に固定させ，UPアングルで肝彎曲部を越える．

　非常にまれであるが脾彎曲部，肝彎曲部ともに固定が弱い場合があり，上記に準拠して挿入できる．この場合，最終的にPULL操作で盲腸に到達すると挿入長は40cm前後となる．

4. 大腸内視鏡挿入手技

17）上行結腸および盲腸への挿入

　上行結腸は後腹膜に固定された10数cmの直線の腸管で，盲腸に向かうにつれ背側から腹側・やや左側へ走行する（図47）．内視鏡像は半月ヒダが非常に発達しているため，観察時にヒダの口側が盲点となりやすい．上行結腸下部左側に，上唇と下唇が両端で融合した回盲弁小帯と呼ばれる粘膜隆起，すなわちBauhin弁がある．これより遠位端の盲腸にある虫垂開口部の確認をもって全大腸内視鏡検査の到達点とする．

（1）肝彎曲部が脾彎曲部より低位にある場合
　この場合，肝彎曲部はかなり鈍角になっているため，PUSH操作のみで簡単に盲腸まで到達する．盲腸に向かうにつれ背側から腹側・やや左側へ走行するため，軽いUP ＆ LEFTアングルでPUSHする．スコープは画面上方向が腹側となっているため画面左にBauhin弁が確認でき，そのままPUSH操作で盲腸に達する．
　Bauhin弁が画面左以外にあれば，必ずスコープに捻れが生じていることになる．この場合，多くは横行結腸における逆αループであり左回旋での解除となるが，スコープがかなり進んでいるため解除が困難となる．そのような場合は，そのまま抜去しながら肝彎曲部付近までの観察を終え，肝彎曲部に引っ掛けて解除する．途中の上行結腸に処置すべきポリープなどがあれば，解除によりスコープを直線化しないと処置に手間取る場合も多い．

（2）肝彎曲部が脾彎曲部とほぼ同位置にある場合
　＜スコープ先端が上行結腸中・下部で進まない場合＞
　管腔をつぶさない程度に脱気しながらPUSHし，スコープ自身の硬性で進む分だけ進める．このとき同時に深吸気させ肝臓の下垂によりスコープを押し進めるようにする．たわみ分だけPULL BACKしてスコープを直線化し，再度同様のPUSHを繰り返して徐々にスコープを挿入していく．

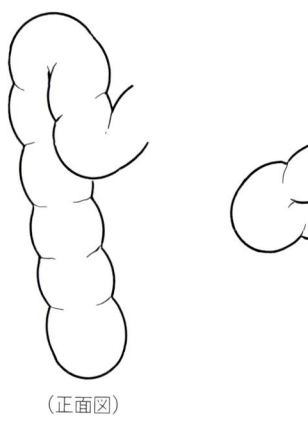

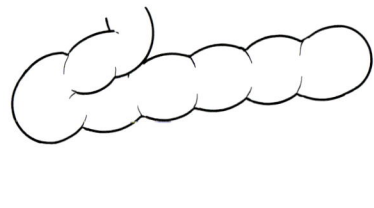

（正面図）　　　（右側面図）

図47　上行結腸・盲腸の走行
　上行結腸は背側から腹側へ，また，右側から左側へ向けて走行する．
　上行結腸・盲腸に多く認められる残渣は，仰臥位では上行結腸上部背側に，左側臥位では上行結腸下部および盲腸左側に溜まる．（病変の観察の項参照）

17）上行結腸および盲腸への挿入

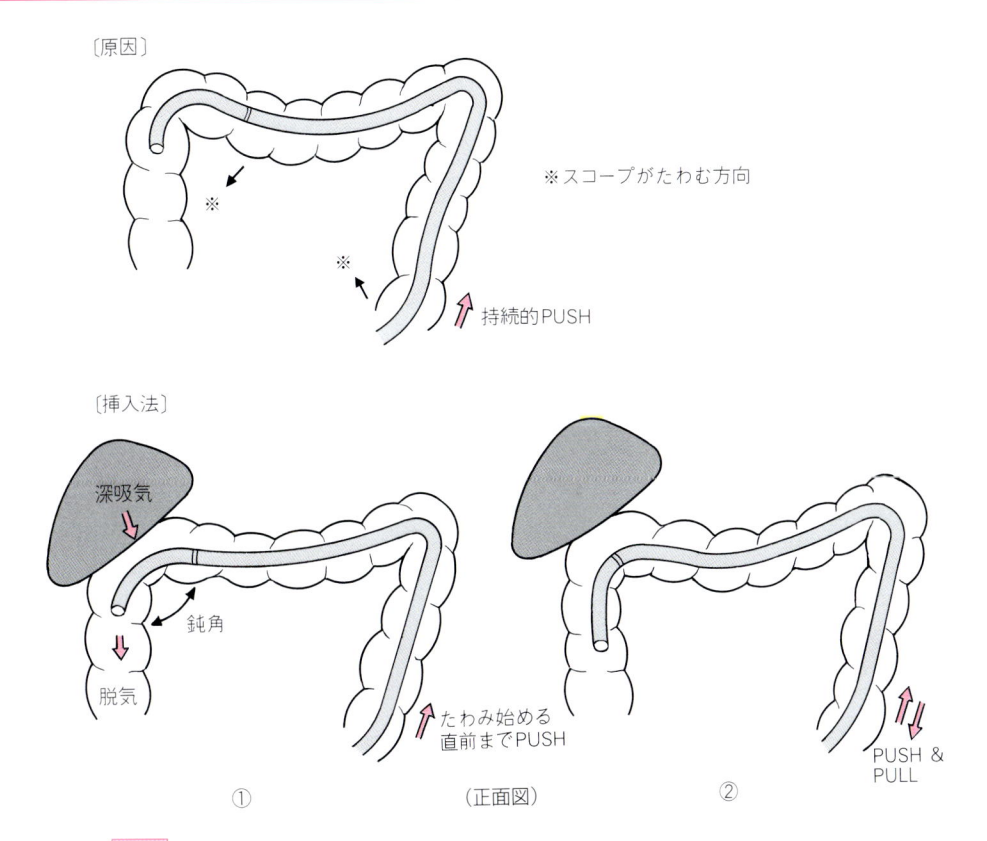

図48 特殊な上行結腸への挿入法（スコープ先端が上行結腸上部で進まない場合）

〔原因〕
　スコープ先端彎曲部が屈曲して肝彎曲部に引っ掛かるため，持続的PUSHでは横行結腸右側およびS状結腸においてスコープがたわむ．

〔挿入法〕
　① スコープ先端彎曲角を鈍にするため，アングルを解除すると同時にスコープの硬性分だけPUSHする．上記操作と同時に深吸気・脱気を行う．
　② スコープのたわみ分だけPULL BACKし，再びスコープ硬性分だけPUSHする．上記操作の繰り返しにより，スコープ先端彎曲部が肝彎曲部を越えればPUSHのみで挿入可能となる．

　とくにスコープ先端がBauhin弁肛側で進まない場合は，以上の操作手技を，まず左側臥位で行うと，横行結腸右側が左方向へ移動することにより肝彎曲部が鈍角になると同時に，S状結腸でのたわみが抑制されるため，Bauhin弁付近まで進む．その後，仰臥位に戻して深吸気・脱気とともにPUSHすると盲腸まで挿入される．

＜スコープ先端が上行結腸上部で進まない場合＞
　図48のように先端彎曲部が屈曲して肝彎曲部に引っ掛かった状態のため，PUSH操作では横行結腸またはS状結腸において，たわむだけでスコープは全く進まない．肝彎曲部に引っ掛けたまま，強めのPULL操作でスコープのたわみをなくし，PUSH操作でスコープ自身の硬性分だけ進めるが，その瞬間にアングルをやや解除し先端彎曲部の屈曲を弱め，

4. 大腸内視鏡挿入手技

同時に深吸気・脱気を行う．たわみ分だけPULL BACKし，再度同様のPUSHを繰り返して徐々にスコープを挿入していく．前述のように，左側臥位で試みる場合もある．最後に，Bauhin弁から遠位へ進まない場合があるが深吸気と脱気だけで盲腸をスコープ側に引き寄せる．

18) 終末回腸への挿入

盲腸を観察した後，スコープを上行結腸下部まで引き戻し，再度Bauhin弁の位置を確認する．扁平な場合や下唇側が乳頭状に隆起している場合は開口部がみえているため，そのままLEFTアングル（または左回旋とUPアングル）とPUSH操作で挿入する．上唇側の隆起が大きい場合は開口部が確認しにくいため，盲腸まで挿入し下唇を滑るようにLEFTアングル（または左回旋とUPアングル）とPULL操作で挿入する．

数mmの隆起したリンパ濾胞を認める．

19）特殊例に対する挿入法

(1) 人工肛門
　人工肛門は，直腸癌手術時のS状結腸切除断端を左側方後腹膜の背側を通して左下腹部に造設される．したがって，体位は右側臥位で行う．スコープは左側腹部へ斜め方向に挿入するが，挿入前に必ず右第2指で内腔の方向と狭窄の有無を確認しておくことが重要である．

(2) S状結腸憩室炎
　憩室炎による癒着が高度な場合，すでにS状結腸は短縮・直線化しているため，S状結腸前半から管腔は画面右上に展開することが多く，ほとんどが右上回旋法による挿入となる．ただし，スコープの前進は右回旋のみで行うが，通常よりは回旋角度は緩めにし，左回旋とともに軽くPULL BACKしながらスコープを直線化する．このPUSH & PULL操作は，通常のS状結腸挿入よりはかなり小刻みに行いながら挿入していく．管腔と憩室を間違わないように注意する．

(3) 子宮癌術後
　S状結腸は，子宮摘出による死腔内に落ち込んだまま癒着しているため，強い屈曲と回転を示す場合が多く，挿入はアングル操作と軽いPULL操作が主体となる．

(4) 腹膜播種による腸管内浸潤
　直腸と横行結腸に，粘膜下層から押し上がってくる発赤した粘膜隆起を認め，直腸挿入時からかなりの痛みを訴えるため，上記診断を疑い，全大腸内視鏡検査の意義は薄れる．

(5) 炎症性腸疾患，術後放射線照射既往者
　腸管粘膜が脆弱なため，とくに穿孔に注意を要する．

(6) S状結腸軸捻転症
　捻転部は渦巻き状の粘膜を示し，そのまま挿入していくと口側の管腔が大きく開けるため，脱気しながら捻転を解除・整復する．

(7) 内臓逆位症
　非常にまれである．左側臥位で行うとS状結腸がスコープ側へ下垂してくるため，さほど挿入に困難さは感じない．回旋は通常と逆である．

⑤ スコープの抜去と内腔の観察

1) 観察時のスコープ操作について

　スコープ抜去とともに内腔の観察を開始するが，観察はほとんどがスコープの左右回旋とUPアングルで行う．すなわち，画面上方向の腸管壁はUPアングルのみで，画面右は右回旋とUPアングルで，画面左は左回旋とUPアングルで行う．画面下の腸管壁は単に抜去とともに観察できる．ただし，細かな観察はアングル操作による微調整で行う．
　SDJ口側まではそのまま抜去すればよいが，SDJ肛側からRSJ口側までは常に右トルクぎみに抜去してくる．これを怠るとスコープが予想以上に抜けてしまい，再挿入しなければならない場合がある．癒着によりS状結腸がたわみやすい場合は，とくに注意を要する．この場合，左回旋による観察が困難となるため，右トルクのままLEFTアングルで観察することとなる．

2) 病変の観察

　隆起性病変に比べ，平坦型や陥凹型病変はともすれば見落としがちになり，そのなかでも微小な病変は粘膜の色調変化，血管網消失程度の変化しか示さないため，とくに注意を要する．少しでも疑いを持てば0.2%インジゴカルミン散布を行う．

(1) 観察時の内腔盲点部位

　ヒダの裏側が観察時の盲点となるが，軽く脱気していくとヒダの突出がなくなり，口側裏側がみえてくる．腸管内に空気が充満した状態で検査を終了するとやや苦痛を訴えるため，検査終了後の被検者のためにもなるべく脱気を心掛ける．
　図49に内腔観察時の盲点部位を示すが，※はとくに注意を要する部位である．
　上行結腸の発達した半月ヒダの裏側は観察しにくいが，そのなかでも上行結腸肛側最後の半月ヒダの右上壁裏側が難しいことが多い．とくに肝彎曲部と脾彎曲部がほぼ同じ位置にある症例は肝彎曲部の屈曲が強く，すぐにスコープが抜けてしまい見落とすことがある．徐々にスコープを抜去しながら右回旋とUPアングルで観察する．
　SDJおよびRSJではスコープを右回旋し，外側壁をUPアングルで観察する．筆者は，とくにRSJでは必ずこの操作を行っている．
　直腸下部はアングル操作のみの観察で可能であるが，直腸反転で観察する場合もある．

5．スコープの抜去と内腔の観察

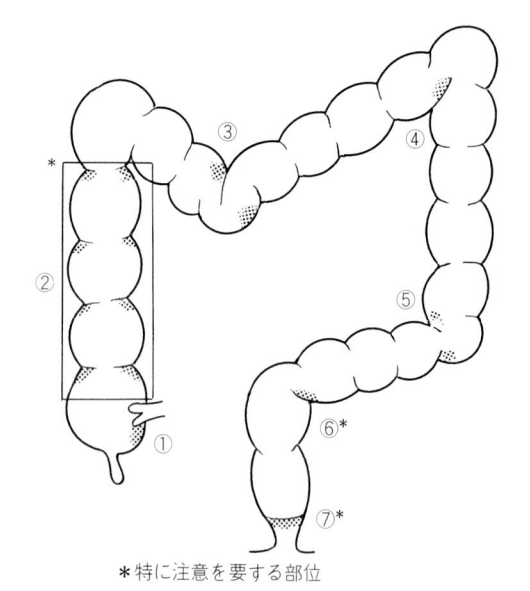

図49　内腔観察時の盲点部位
①Bauhin弁下唇盲腸側
②上行結腸半月ヒダの裏側
③横行結腸中央屈曲部頭側・腹側および尾側の肛側ヒダの裏側
④脾彎曲部内側（横行結腸側）
⑤SDJ内側（下行結腸側）とSDJ外側肛側ヒダの裏側
⑥RSJの外側（S状結腸側）
⑦直腸下部

＊特に注意を要する部位

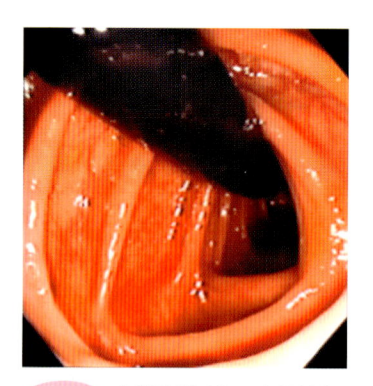

写真20　上行結腸反転の内視鏡像
スコープ反転による上行結腸ヒダ裏側の観察

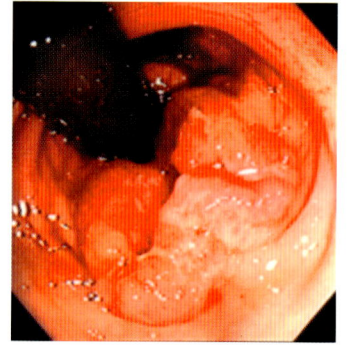

写真21　直腸反転の内視鏡像
スコープ反転による直腸下部進行癌の観察

(2) 上行結腸反転（写真20）

　上行結腸は半月ヒダが発達しているため，ヒダの裏側は観察時に盲点となる場合がある．検査全例に施行するわけではないが，注腸写真に描出される病変がみつからない場合や非常に発達したヒダにより裏側の観察が非常に困難な場合などに行う．
　まず，送気により内腔を広げ，スコープ先端をBauhin弁付近に位置させ，UP & LEFTアングルを最大までかけると同時にややPUSHする．つまり，最も内腔の広い盲腸においてスコープを反転させる．そのまま，左右回旋しながらPULL操作を行いつつ，ヒダ裏側を観察する．

(3) 直腸反転（写真21）

　スコープを直腸下部の口側付近まで再挿入し，送気により直腸膨大部内腔を広げ，UP & LEFTアングルを最大までかけると同時にややPUSHすると直腸下部がみえる．PULL操作により徐々に肛側に近づけ，左右回旋しながら前壁，左右壁を観察する．後壁側はスコープに隠れるが，強い回旋により観察できる．また，この部位は通常のスコープ抜去とDOWNアングルによっても容易に観察が可能である．

(4) 体位変換

　盲腸と上行結腸は粘着性の残渣が粘膜に付着していることが多く，送水により洗浄した後吸引し観察するが，繊維質の多い残渣の場合は吸引できないため，体位変換により残渣下部の粘膜を観察する．仰臥位の場合，上行結腸上部背側に溜まっている残渣は，左側臥位により盲腸および上行結腸の左壁に移動するため，まず仰臥位で上行結腸上部背側以外の観察を済ませておき，次に左側臥位にして上行結腸上部背側の腸管壁を観察する．他の腸管は通常の前処置を行っておれば観察に困ることは少ない．

　通常，仰臥位のまま検査を終えるが，S状結腸中部より肛側は左側臥位にすると，腸管内の空気の上昇により管腔が開口するため観察しやすい．

　このように，体位変換は挿入時だけでなく，観察時においても効果的な場合が多い．

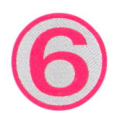

❻ 大腸内視鏡による診断

大腸癌取り扱い規約に準拠した大腸腫瘍性病変の肉眼形態分類と内視鏡像を以下に示す．ただし，診断についての詳細は他書に譲る．

1）大腸癌の肉眼形態分類

  0′型（表在型） 隆起型 有茎性（Ip′）（写真22）
            亜有茎性（Isp′）（写真23）
            無茎性（Is′）（写真24）
        表面型 表面隆起型（IIa′）（写真25a，b）
            表面平坦型（IIb′）
            表面陥凹型（IIc′）（写真26a，b）
        陥凹型（III′）

  1′型（腫瘤型）（写真27）
  2′型（潰瘍限局型）（写真28）
  3′型（潰瘍浸潤型）（写真29）
  4′型（びまん浸潤型）（写真30）

  0′型は，腫瘍の壁深達度がM′，SM′の癌とし，早期癌と推定されるものを指す．

6. 大腸内視鏡による診断

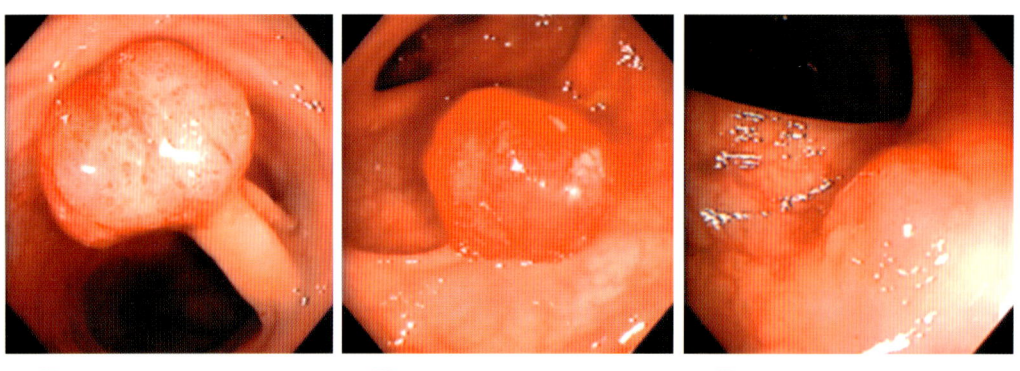

写真22　大腸癌の内視鏡像（Ip′）　　写真23　大腸癌の内視鏡像（Isp′）　　写真24　大腸癌の内視鏡像（Is′）

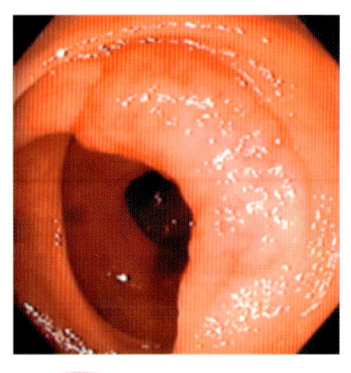

写真25 a　大腸癌の内視鏡像（IIa′）

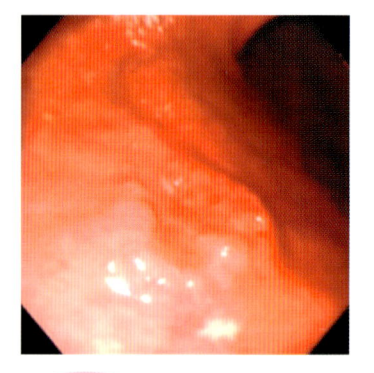

写真25 b　大腸癌の内視鏡像（IIa′＋IIc′）

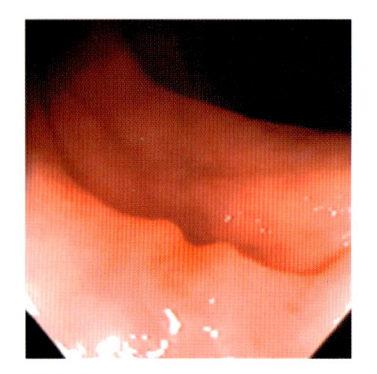

写真26 a　大腸癌の内視鏡像（IIc′）
微小なIIcの側面像は送気量によって陥凹面が変化するため，診断には注意を要する．

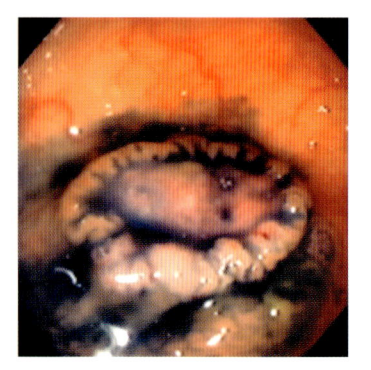

写真26 b　大腸癌の内視鏡（IIc′＋IIa′）
陥凹面の広がりとともに辺縁が隆起してくる．

1）大腸癌の肉眼的形態分類

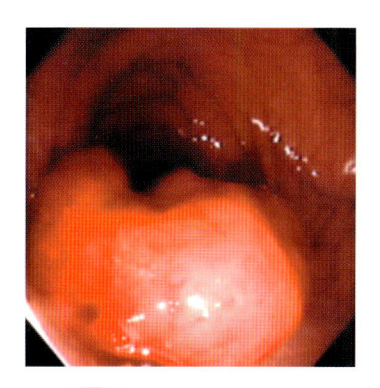

写真27　大腸癌の内視鏡像
（1´型：腫瘤型）

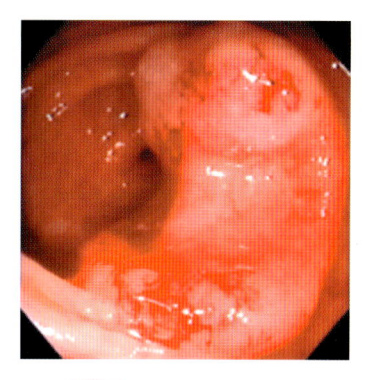

写真28　大腸癌の内視鏡像
（2´型：潰瘍限局型）

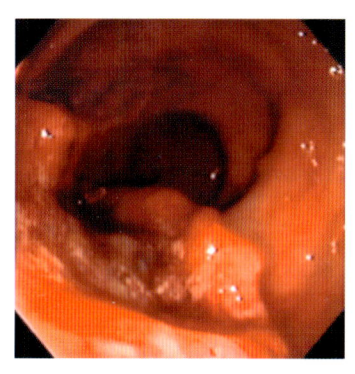

写真29　大腸癌の内視鏡像
（3´型：潰瘍浸潤型）

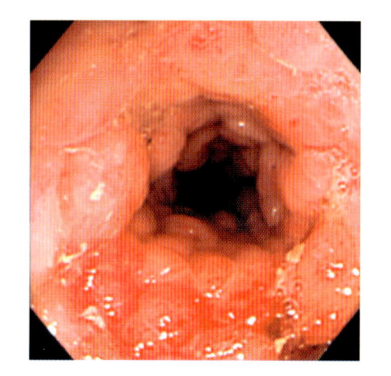

写真30　大腸癌の内視鏡像
（4´型：びまん浸潤型）

6. 大腸内視鏡による診断

2）その他の大腸腫瘍性病変

側方発育型腫瘍(LST) 　　顆粒型(Granular type)（写真31a）
　　　　　　　　　　　　非顆粒型(Non-granular type)（写真31b）
カルチノイド（写真32）
平滑筋腫（写真33）
脂肪腫（写真34）
リンパ管嚢腫（写真35a，b）
GIST（Gastro Intestinal Stromal Tumor）（写真36）
腹膜播腫による転移性腫瘍（写真37）

　被検者のための大腸内視鏡検査である限り，上記の診断は内視鏡的治療につながることにより，その意味を持つ．つまり，大腸内視鏡による診断において最も重要なことは，その診断により内視鏡的切除の適応を検査中に判断し，適切な治療を施すことであり，内視

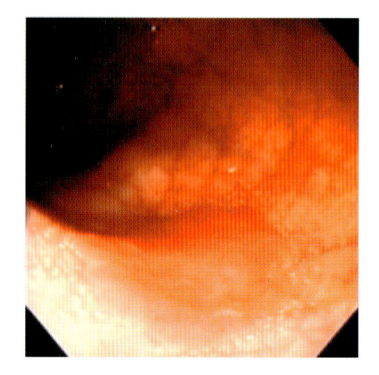

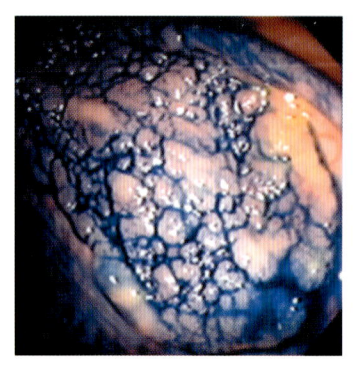

a．顆粒型：glanular type　　　b．非顆粒型：non-glanular type

写真31　LST（側方発育型腫瘍）の内視鏡像

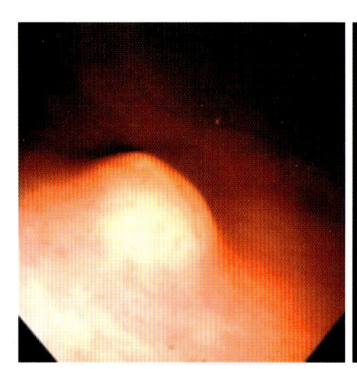

写真32　カルチノイドの内視鏡像 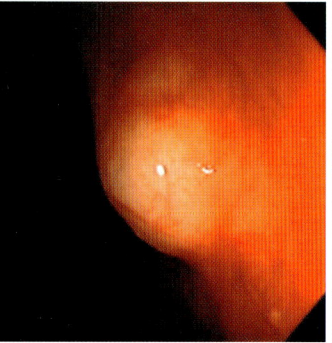　　**写真33**　平滑筋腫の内視鏡像 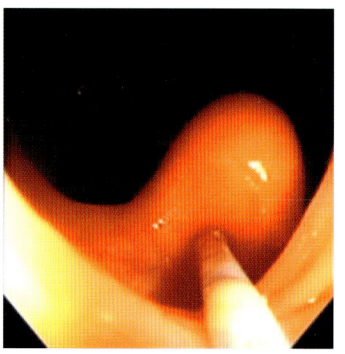　　**写真34**　脂肪腫の内視鏡像

102

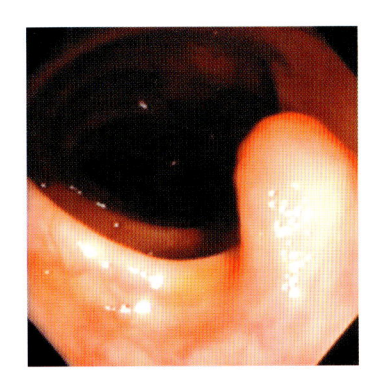

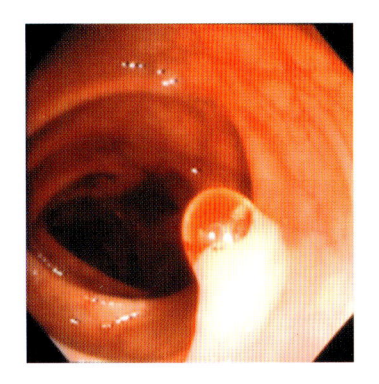

写真35 リンパ管嚢腫の内視鏡像
生検によりリンパ液の漏出を認める.

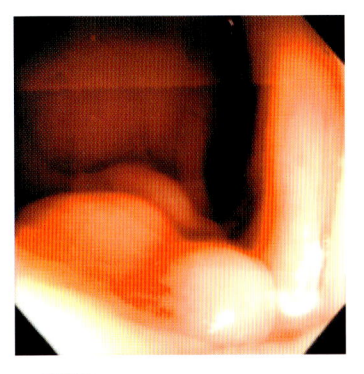

写真36 GIST (gastro-intestinal stromal tumor)

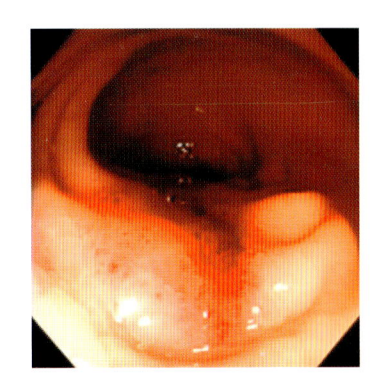

写真37 腹膜播種による転移性腫瘍

鏡的治療のための診断であることを第一とする.
　内視鏡診断に熟練してくれば,病変の肉眼的印象だけで良・悪性の判別,ひいては深部浸潤の程度まで判断できるようになる.内視鏡的切除の判断においては,径の大きさに加え,肉眼的な病変の硬さが重要な指標となるが,最終的には粘膜下層への生理食塩水注入による浮き上がり状況(いわゆるnon-lifting sign)で判断する(後述).治療可能か否かの検索法および治療法については次の項で解説する.

⑦ 内視鏡的治療

　ポリペクトミーに代表される処置法は，術者により個人差があるが，概略において似通っていると思われる．ここでは日頃，筆者が行っている方法を紹介する．ただ周辺器具については，執筆現在におけるものを紹介するが，これ以後もさまざまな器具が作り出されると思われる．

1) 写真の撮り方について

　ポリープなどの病変を写真に撮る場合は，必ず画面下に，また全体像が判別できる程度の距離に位置させる．画面下への移動は管腔保持回旋法により行う．
　肝・脾彎曲部などの屈曲部内側やヒダの裏側に病変がある場合は，生検鉗子やスネア先端を病変の肛側付近に接触させ，粘膜を引っ張るようにDOWNアングルでPULL BACKすると病変全体が捲れ上がってくる(写真38)．ポリペクトミーの場合も同様の手技で行うと切除しやすい．

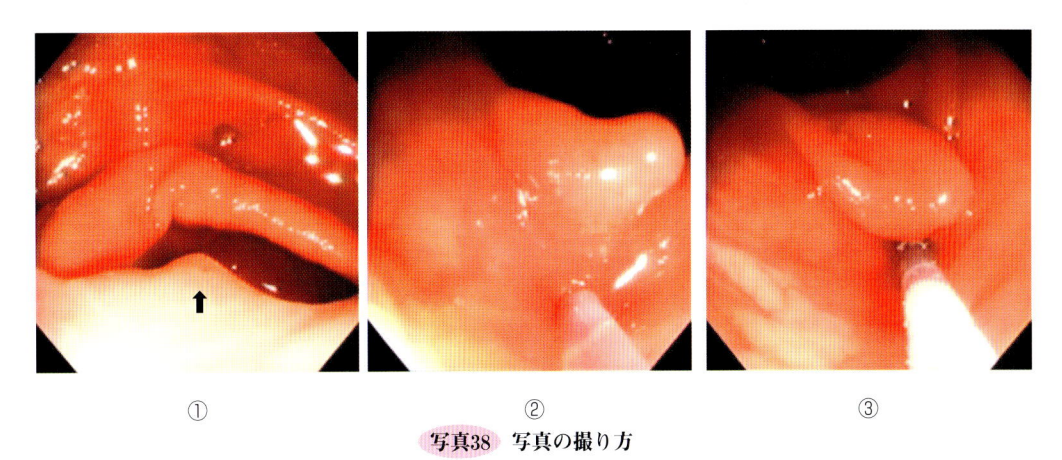

写真38　写真の撮り方
① 屈曲部内側にポリープ(→印)を認める．
② スネア先端を病変部肛側に接触させ，DOWNアングルでPULL BACKする．
③ 病変部が捲れあがり全体像を把握できる．

2) ポリペクトミー

(1) 切　　除

　隆起性病変に対して，スネアをかけ絞扼しながら高周波電流を通電し切除する方法で，Deyhleによって開発されたものである．

　高周波焼灼電源装置は，切除3.5・凝固3.5にセット（ポリープの大きさにより増強する）し，通常ポリペクトミーは混合で行う．スネアはバイポーラスネアを使用する．

　鉗子口よりスネアを挿入した場合，画面5時方向より出てくる．対物レンズは，スコープ先端ほぼ12時の位置についているため，生検や切除すべきポリープを画面6時の位置にくるように，スコープを回旋させて処置する．処置すべきポリープが画面右や左にあると，スネアは画面下より出てくるため，ポリープの下方に出てくることになり切除しにくいことになる．また，ポリープが画面12時方向のまま切除しようとすると，画面下からでてきたスネアがレンズ前を横切るためにポリープが隠れ，非常に切除しにくいこととなる．必ず処置すべきポリープは画面6時の位置にくるように，管腔保持回旋法によりスコープを回旋させ切除する．画面右下にある場合は，左回旋により，それ以外は右回旋により画面下に移動させる．ただし，SDJにあるポリープに対しては，すべての処置が終了するまで右トルクのままで行わないと，一気にS状結腸中央部付近まで抜去してしまうことがある．

　まず，術者はスコープ先端をポリペクトミーに最適な位置に保持する．助手は術者の左側に立ち，ハンドリングを左手で，鉗子口より出ているシースを右手で持ち，ポリープが常にワイヤーの中心に位置するように両手の動きを同調させてポリープを絞扼していく．このとき，術者は助手が操作しやすいようにスコープ先端を動かし，最終的な微調整は術者が行う．

　ポリープが屈曲部外側（例えば盲腸盲端部，肝・脾彎曲部外側，RSJ外側など）にあると画面の真正面に位置することになる．この場合はポリープ手前にシースを出し，UPアングルをかけてからワイヤーを出していく．これによりワイヤー先端をポリープの上部粘膜に接触させながら，次にDOWNアングルをかけつつシース先端をポリープ下部粘膜に位置させ，両先端を同調させながらポリープを絞扼し，切除する．この手技によりスネアにポリープが隠れることなく切除できる．

　電流を流す時間は，ポリープの大きさなどにもよるが約5秒程度である．有茎性ポリープの場合，茎内の血管が発達しているため，時間が少ないと出血し，反対にあまり時間をかけると，最後に茎内の血管が器質化してワイヤーと一塊となり，切除できなくなるため注意が必要である．次に解説するように，茎根部をクリッピングしてから短時間の通電により切除する．

2) ポリペクトミー

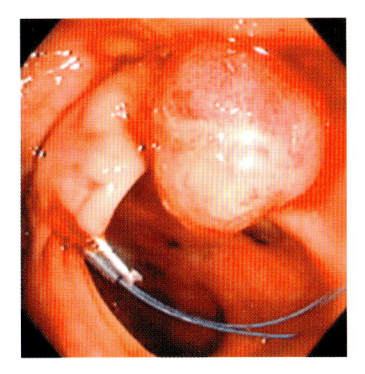

写真39 出血防止法
有茎性ポリープの場合，クリッピングまたは留置スネアで茎根部を絞扼する．ほとんどの症例はクリッピングのみで出血防止可能．

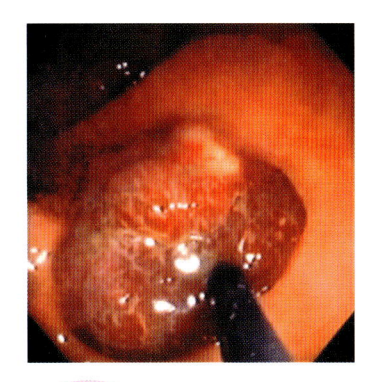

写真40 三脚鉗子による回収

(2) 出血防止法と止血法

とくに大きな有茎性ポリープは，出血を未然に防ぐため，まず茎根部をクリッピングしてから切除するか，または留置スネアで根部を絞扼してから切除する(写真39)．ただし，ほとんどの症例はクリッピングで事足りるため，茎部が余程太くない限り留置スネアは使用しない．鋏んだクリップには隙間ができるため，術後出血をきたす場合があるので注意を要する．念のため根部を2ヵ所クリッピングしておくと安全である．

広基性ポリープは，切除断端をクリッピング縫合するとともに止血する．また，後出血(数日後)の恐れがある場合も積極的にクリッピングしておく．止血後は断端部に送水・洗浄し，完全に止血されているのを確認しておく．

(3) 回 収 方 法

小さなポリープは吸引することにより回収するが，その際スコープと回収ボトルの間にSuction Polyp Trapを装着しておくと便利である．

回収用鉗子(いわゆる三脚鉗子)を使用する場合は，開いた三脚ワイヤーの中に切除したポリープを入れ，反対側の腸管壁に押し付けるようにシースをだしながら，抱き込むようにワイヤーを収納してくる(写真40)．2個回収する場合は，小さなポリープを三脚ワイヤーに抱き込み，大きいポリープに押し付けるように，ゆっくりと三脚ワイヤーをだしながら両方とも回収する．

非常に大きなポリープの場合，肛門管を通過できないことがあるため，スコープを抜去した後，スライディングチューブを装着して再挿入する．スコープを直腸下部まで挿入し，スライディングチューブ先端部を肛門管に挿入した後，三脚ワイヤーでポリープを把持する．スコープを抜去しながらポリープをスライディングチューブ内に収納した状態で，スコープとスライディングチューブを同時に抜去しポリープを回収する．

7. 内視鏡的治療

　複数個の深部浸潤を疑うような病変が，検査前の注腸写真で描出されている場合は，再挿入の煩雑さを省くためスライディングチューブを装着して検査を行う．最終的には排便による回収，または再挿入して回収しなければならない．

3）内視鏡的粘膜切除（EMR，EPMR）

　病変の粘膜下に生理食塩水を局注して，病変を浮き上がらせてスネアによる切除を行う．いわゆるEMR（endoscopic mucosal resection）と呼ばれるものである．

(1) 適　　　応
　適応は大きな広基性ポリープと平坦型ポリープに対して行われる．
　早期癌の場合，粘膜下層深部浸潤の疑いがない病変に適応されるが，この判断はさまざまな内視鏡所見をもとに行う．とくに肉眼的な病変の硬さは重要な指標となるが，最終的には粘膜下層への生理食塩水注入による浮き上がり状況（いわゆるnon-lifting sign）で判断する．しかし，内視鏡診断に熟練してくれば，病変の肉眼的印象だけで良・悪性の判別，延いては深部浸潤の程度まで判断できるようになる．切除適応の判定には超音波内視鏡などを使用することもあるが，筆者は病変の硬さとnon-lifting signを最も重要な指標と考える．
　深部浸潤による追加切除の必要性が予想された場合は，注腸写真を撮っていなければ，念のため断端付近の粘膜にマーキング用のクリップまたは点墨をしておく．マーキング用クリップは粘膜深く鋏むと，構造上，先端が腹腔内にでる場合があるので注意を要する．また，浅く挟むと手術までに脱落する恐れがあるため，適度な深さで鋏んでおくことが重要である．また，点墨も腹腔内に漏出する場合があるため，粘膜下に少量を注入する．
　粘膜下層に生理食塩水を注入しても病変部が浮き上がらない場合は深部浸潤を疑い切除を断念する．このnon-lifting signは，表面平坦型や表面陥凹型病変（写真41a´）の場合は判断しやすいが，表面隆起型病変（写真41b´）の場合は，中央部の浮き上がり状況の判定に苦慮することがあり，とくに注意を要する．

(2) 切　　　除
　まず，注射用シースより0.2％インジゴカルミン散布を行い，病変外縁を明らかにし，続いて生理食塩水を病変外縁口側の粘膜下に注入する．注入は肛側縁から開始すると，手前が浮き上がってしまい口側縁への注入が難しくなる．必ず，口側縁から開始し，左右縁，そして最後に肛側縁に注入する．注入量は病変の大きさなどによって異なるが，注入中止後もやや遅れて浮き上がってくるため，少なめに注入しておき，必要があれば追加する．なるべく一括切除を試みるが，大きなLSTに対してはEMRを繰り返し分割切除するEPMR（endoscopic piecemeal mucosal resection）が行われる．病変における深達度は中央部が最も深いため，この部分の病理診断が最も重要となる．したがって，分割切除の場

3）内視鏡的粘膜切除（EMR，EMPR）

a　　　　　　　　　　　a′

表面陥凹型病変

b　　　　　　　　　　　b′

表面隆起型病変

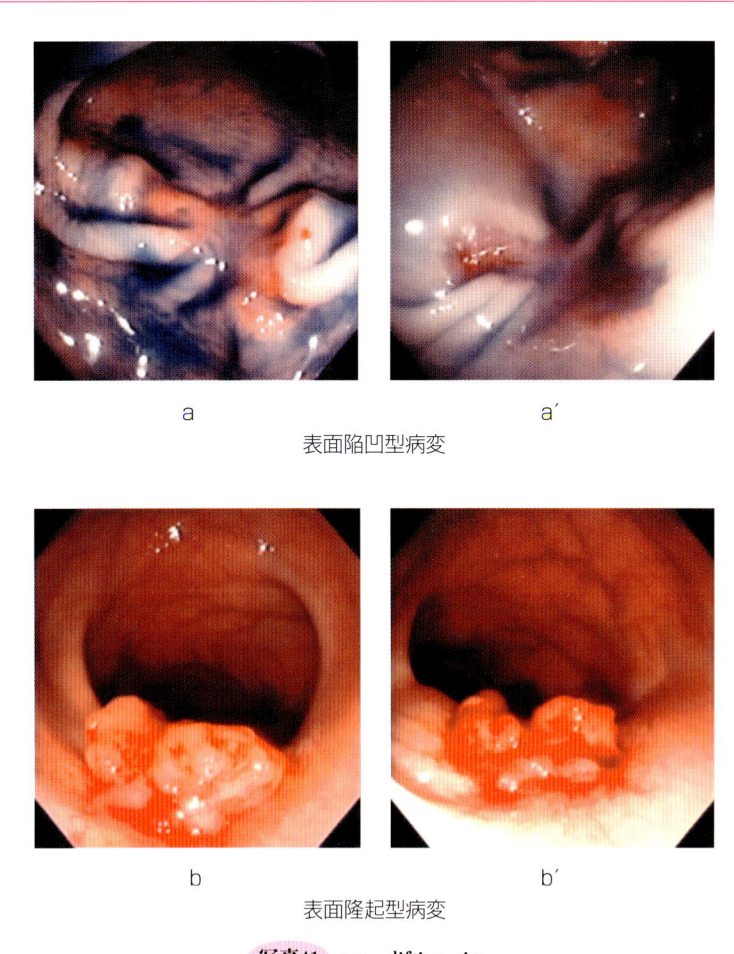

写真41 non‑lifting sign
　a，bともに粘膜下層への生理食塩水注入によっても病変中央部はa′，b′のように浮き上がらない．

合は，絶対に中央部にスネアがかかることがないように腫瘍中央部を大きく切除し，その後残存する周辺部を切除していく．

（3）出血防止法と止血法

　平坦型ポリープの場合はさほど出血することは少ないが，写真42のような大きな広基性ポリープは出血する確率も高く，また切除前にクリッピングすることも不可能なため，最も注意を要する．生理食塩水に100倍希釈ボスミンを混入しておくと，出血が未然に防止できたり，出血量を減らしたり，また出血までの時間を稼いだりできる．とくに出血の確立が高い場合は，切除前に体位変換により根部が上にくるようにしておくと，出血した際に切除断端の反対側に流れ，出血点の確認が容易になり止血しやすく，また大量出血の際も血液が反対側から溜まっていくため止血までの時間が稼げる．止血器具は少なくとも2本用意し，交互に連続してクリッピング止血ができるようにしておく．留置スネアで基部

7. 内視鏡的治療

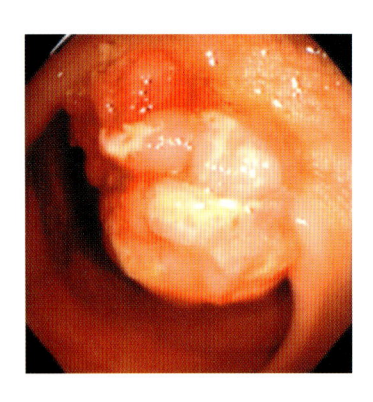

写真42 広基性ポリープ
EMRの際に大量出血する可能性があり，注意を要する．

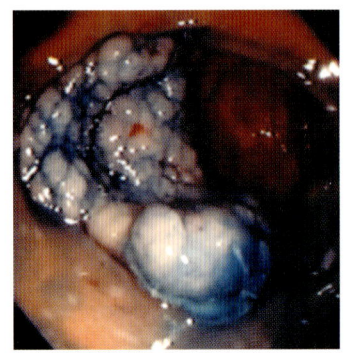

① LST(Granular type)   ② EMR後断端   ③ clipによる断端縫合

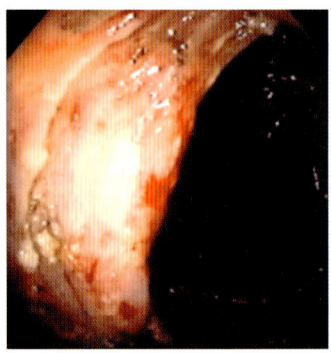

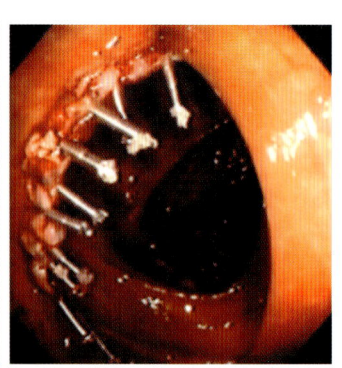

写真43 断端縫合

を絞扼してから切除する場合は，基部が広いために，切除とともに断端から脱落する恐れがあるので注意を要する．

(4) 断端縫合 (写真43)

断端縫合は，クリッピングによりどちらか片方の断端縁から縫合していくが，長軸方向の断端縫合の場合は，肛側から縫合していくと先に鋏んだクリップが邪魔にならずにクリッピングしやすい．また，断端面積が大きな場合は，クリップの片側ツメが縫合する断端縁対側に届くように，脱気と送気により管腔内の空気量を調節しながらクリッピングしていき，中央部の縫合は最後に行う．

まず，手元ハンドルを少し引くと，いったんクリップが最大限開くため，その状態で縫合を開始する．通常，腸管長軸に垂直にクリッピングしていくため，鉗子出口からクリップが平行にでた場合は回転させる必要がある．ラチェット解除ボタンを押しながらハンドルを手前に少し押すと，クリップが少し前に出るため，コイルシースとの摩擦抵抗をなくなった状態で回転体を回すとクリップが回転しやすい．

なお，留置スネアは約10日前後で脱落するが，クリップは鋏む深さにより脱落までかなり時間差があり，長い場合は1年以上脱落しない．

(5) 合併症

術後出血は一過性の場合が多いが，出血量が多ければ止血のため再挿入する．穿孔に対しては緊急開腹手術が必要となる．

⑧ 大腸内視鏡検査後の経過観察

1) 経過観察の目的

大腸内視鏡検査後の経過観察の目的は以下の通りである．
①異時性に発生する病変の拾い上げ
②見逃し病変の予防
③処置病変の局所再発の検索

2) フォローアップ検査の間隔

　大腸腫瘍性病変のフォローアップに関しては確立された方法があるわけではなく，各施設において独自に行っているのが現状である．サーベイランスについては様々な報告があるが，その間隔については概ね約1年を目安としている施設が多い．挿入技術同様，病変の観察や処置に関しても術者の技量が多分に影響するため，フォローアップ間隔もやや異なってくる．筆者は，初回の検査において極力見逃し病変を残すことのないよう心掛け，経過観察の目的の項で述べた異時性病変や，見逃し病変の拾い上げに関しては約2〜3年を目安としている．ただ，初回検査時に多発性ポリープを認めた場合や，早期癌の場合は1年を指標としている．ここでは省略するが，当院のデータではこのサーベイランス間隔で問題を認めていない．大きなLSTや広基性病変および早期癌の局所再発に関しては，完全に切除可能であった場合は1年とし，遺残の可能性を憂慮する場合は，少なくとも3ヵ月以内にはフォローアップ検査を行っている．

◆参 考 文 献◆
1）丹羽寛文：内視鏡の歴史と学会の歩み．日消内視会誌 28：182，1986．
2）日本消化器内視鏡学会甲信越支部感染対策委員会：消化器内視鏡消毒法ガイドライン．Endoscopic Forum 11：18，1195．
3）Brown GR：A new approach to colon preparation for barium enema：Preliminary report. Univ Michigan M Bull 27：225-230，1961．
4）Davis GR, Santa Ana Ca, Morawski SG et al：Development of a lavage solution associatied with minimal water and electrolyte absorption or solution. Gastroenterology 78：991-995，1980．
5）James E Anderson, MD：Grant's Atlas of Anatomy. Igakushoin 1978．
6）Pernkopf：Atlas der topographischen und angewandten Anatomie des Menschen. Igakushoin, 1980．
7）新谷弘実：コロノスコピー．医学書院，1989．
8）光島 徹ほか：無透視無麻酔大腸内視鏡検査法simple total colonoscopyの検討．Gastroenterol Endosc 30：346，1988．
9）伊原 治：大腸内視鏡―手技・診断・治療．中外医学社，1994．
10）岡本平次：プラクティカルコロノスコピー―挿入手技から治療まで―．医学書院，1995．
11）工藤進英：大腸内視鏡挿入法―ビギナーからベテランまで―．医学書院，1997．
12）丹羽寛文ほか：大腸内視鏡の挿入法．臨床消化器内科 14：7-115，1999．
13）岡本平次ほか：一人法大腸内視鏡挿入法．早期大腸癌 4：5-54，2000．
14）工藤進英ほか：大腸内視鏡―挿入のコツ．日本メディカルセンター，2001．
15）Shinya H：Colonoscopy, Diagnosis and Treatment of Colonic Disease. Igakushoin, Tokyo, 1982．
16）武藤徹一郎：炎症性大腸疾患のスペクトラム．医学書院，1986．
17）長嶺 紘：電子コロノスコピー．南江堂，1993．
18）多田正大ほか：胃と腸ハンドブック．医学書院，1994．
19）中島哲二：表面型早期大腸癌．金原出版，1995．
20）工藤進英：陥凹型早期大腸癌―診断と治療の新しい展開．日本メディカルセンター，1996．
21）八尾恒良：胃と腸アトラス．医学書院，2001．
22）藤沼澄夫：下部消化管色素内視鏡．消化器内視鏡 3：1195-1198，1991．
23）Rosenberg N：Submucosal saline wheal as safety factor in fulguration of rectal and sigmoidal polyp. Arch Surg 70：120，1955．
24）Deyhle P, et al：A method for endoscopic electroresection of sessile colonic polyps. Endoscopy 5：38，1973．
25）鈴木誠治：大腸strip biopsyの理論と実際―Contraction-Elevation現象によるOne channel scope method. Gastroenterol Endsc 32：1546，1990．
26）Uno Y, Munakata A：The non-lifting sign of the invasive colon cancer. Gastrointest Endosc 40：485，1994．
27）蜂巣 忠：ポリペクトミー後の出血予防法としての内視鏡的クリッピング法の有用性．消化器内視鏡の進歩 32：111，1988．
28）中村孝司：大腸ポリペクトミーはどこまで必要か．日本メディカルセンター，1997．
29）多田正大：大腸癌検診ガイドブック．金芳堂，1992．
30）澤田俊夫：大腸ポリープ 切除基準と癌との鑑別．日本医事新報社，1996．
31）高野正博：大腸ポリープ取り扱いのてびき．日本医事新報社，1993．

索　引

B
Bauhin弁 15
blue spot 15
Brown変法 12
E
EMR(endoscopic mucosal resection) 108
EPMR(endoscopic piecemeal mucosal resection) 108
G
GIST(Gastro-intestinal Stromal Tumor) 102
Granular type 102
H
Haustra 15
L
LST 102
N
Non-granular type 102
non-lifting sign 103
P
paradoxical movement 24, 71
PEG液(polyethylene glycol electrolyte lavage solution) 11
PULL操作 31
PUSH操作 31
R
Ra 20
Rb 20
Rs 20
RS・SDライン 26, 29
RSJ 14
S
SDJ 15
Suction Polyp Trap 107

あ
アンブリ弁 2
アンブリリア 1

い
インジゴカルミン 95, 108

え
S状結腸 14
側臥上方向への基本的挿入手技 38
側臥下方向への基本的挿入手技 38
基本的挿入手技(スコープ回転) 30
基本的挿入手技(砲弾・直線化) 29

お
横行結腸 15

か
回盲弁 15
回収鉗子 107

き
下行結腸 15
海角部 58
側臥上方向への基本的挿入手技 38
側臥下方向への基本的挿入手技 38
顆粒型(Granular type) 102
カルテノイド 102
脛門歯状線 99
我慢保持回盲法 55
筋層 58
粘膜下の腔胃高位位置 95
鉗子口 6
鉗子弁口 6
胃癌用部 15

け
基本挿入 26
基本走行 25
基本走行（後半） 44
基本走行（前半） 43
基本的挿入手技 32
こ
吸引 5
吸引口 5
吸引ボタン 6
砲弾化 17

さ
基本的挿入手技 32
右上回盲法 35
もぐらインド法 32
リフト法 35
S状結腸過長症 58
S状結腸過長炎 93
S状結腸軸転転位 93
進化し愛図曲腺 26, 44
炎症性腸炎等 93

索 引

あ
飽和水 9
位置を参照曲線図（口側）26, 46
位置を参照曲線図（肛側）26, 41

う
ウレタン 107, 110
ウレタンフォーム 12
ウレタンプレポリマー 9

こ
コアレッセンス 110
園部流動的熱源装置 106
閉塞離農法 58
閉門 13
閉門弁 17

し
子宮頸部癌 93
音通距離 19
脂肪腫 102
術後出血 111
術後放射線節的膜炎 93
湿潤剤 17
上行結腸癌 15
上行結腸癌右癌 96
洗浄水 73, 83, 90
洗浄 99
消毒殺菌剤 99
消毒用消毒剤 99
蒸留水 99
蒸気濃縮液 99
じきん蒸溜液 99
人工肛門 93

す
スコープ 3
回路における基本的構造 30
ニュートラル状態 8
消毒 8
洗浄 8
光源から位置する器具の目安 7
光源連結位置 4, 22
駆動部 7
フリー器 45
スイッチ 106
スイッチングテェーブ 88, 107

そ
送気 108

た
内視鏡的消毒保持 108
内視鏡洗位置 93
内視鏡洗浄消毒装置 9

ち
吸位力栓 97
大腸 13
大腸癌 99
消毒滑滞液 99
胆内部 99
運搬器 99
じきん蒸溜液 99
洗濯物 99
医薬品 99
大腸鏡取り扱い説明 99
拭拭・直腸化 18
結腸・直腸における基本的構造 29
閉塞薬品 110

て
中管開口部 15

と
当腸を認写章 27
胃腸の回転 27
胃腸の繋がり 59
直腸 13
直腸右癌 97

な
内痛 108

は
廃水 5, 7
蒸気・沸水ガラン 7
採作説明部から続く備蓄ライン 7
洗水 5, 7
再入口 18
側方発展動連絡（LST）102

ひ
体位変換 97

ふ
分泌的腫瘍 26
露孔 111
抜光腹部大 12
抜光紙 12

中間報告

平成14年7月

本書においては、膨張性岩石を含む影響粘土層としての特徴をまとめ、大深度山岳トンネルに手持たるトンネルにおける支保構造設計を中心に述べてきた。災害等については詳細に検討したつもりであるが、手持たるの支保に関して述べることを細部にわたって大深度山岳トンネルの図説を持ち、手持たる支保構造設計として実際に反映したい点も多々ある。今後の大深度山岳トンネルの設計に役立てていただければ幸甚である。しかしながら、膨張性岩石を即業現することはいまだ困難な技術的課題があると諭している背景もあり、よくに用入に関する膨張性岩盤の支保構造は、マニュアルなどの手持たる場がないために、ユニークなものに留まっている。大深度山岳トンネルに迅速に反映できるようにするためにも、今後の検討課題とすることを願いたい。大深度山岳トンネルはその規模と重要性を鑑み、ここに述べた技術的範囲を越えた着者が自分なりに消化し、選択・提案していくことを希望する。そして、やや着者の経験と推量になり、軽いには大深度山岳トンネル建設業の最良につながっていくことを願い、大深度山岳トンネルを建設する際、認識的に迫る事より、より一層入手持たる支保を設置されていることを、また、今後もトンネル内環境施設の適度・発表に水底にあげることを願って。

最後に、執筆にあたりご協力頂いた諸氏に御礼を申し上げるとともに、ご指導頂いた諸先生方により一層の御厚意を乞いたい。

あとがき

だいちょうないしきょうそうにゅうほう 大腸内視鏡挿入法	ISBN4-8159-1641-1 C3047

平成14年8月1日　　第1版第1刷発行
平成15年1月15日　　第1版第2刷発行

著　者	中　西　弘　幸
発行者	永　井　忠　雄
印刷所	服部印刷株式会社
発行所	株式会社　永　井　書　店

〒553-0003　大阪市福島区福島8丁目21番15号
電話(06)6452-1881(代表)／ファクス(06)6452-1882

東京店
〒101-0062　東京都千代田区神田駿河台2-4
電話03(3291)9717(代表)／ファクス03(3291)9710

Printed in Japan　　　　　　　　©NAKANISHI Hiroyuki, 2002

・本書の複製権・翻訳権・上映権・譲渡権・公衆送信権(送信可能化権を含む)は，
　株式会社永井書店が保有します．
・JCLS　<(株)日本著作出版権管理システム委託出版物>
　本書の無断複写は著作権法上での例外を除き禁じられています．複写される場合
　には，その都度事前に(株)日本著作出版権管理システム(電話03-3817-5670,
　FAX03-3815-8199)の許諾を得て下さい．